Aromaterapia

ENRIQUE SANZ BASCUÑANA

Aromaterapia

De la magia
a la certeza científica

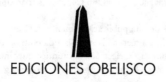

EDICIONES OBELISCO

Si este libro le ha interesado y desea que le mantengamos informado
de nuestras publicaciones, escríbanos indicándonos qué temas son de su interés
(Astrología, Autoayuda, Ciencias Ocultas, Artes Marciales, Naturismo,
Espiritualidad, Tradición...) y gustosamente le complaceremos.

Puede consultar nuestro catálogo en http://www.edicionesobelisco.com

*Los editores no han comprobado ni la eficacia ni el resultado de las recetas,
productos, fórmulas técnicas, ejercicios o similares contenidos en este libro.
No asumen, por lo tanto, responsabilidad alguna en cuanto a su utilización
ni realizan asesoramiento al respecto.*

Este libro fue editado anteriormente por Ediciones Obelisco
con el título *La Nueva Aromaterapia*

Colección Obelisco Salud
AROMATERAPIA
Enrique Sanz Bascuñana

1ª edición: febrero de 2004

Diseño de portada: *Michael Newman*

© 2000 by Enrique Sanz Bascuñana
(Reservados todos los derechos)
© 2000 by Ediciones Obelisco
(Reservados todos los derechos para la presente edición)

Edita: Ediciones Obelisco S.L.
Pere IV, 78 (Edif. Pedro IV) 3ª planta 5ª puerta.
08005 Barcelona-España
Tel. 93 309 85 25 - Fax 93 309 85 23
E-mail: obelisco@edicionesobelisco.com

Depósito Legal: B-7.222-2004
ISBN: 84-9777-082-X

Printed in Spain

Impreso en España en los talleres gráficos de Romanyà/Valls S.A.
Verdaguer, 1 – 08786 Capellades (Barcelona)

AGRADECIMIENTOS

Quiero agradecer profundamente a todas las personas que me han apoyado para que este libro viera la luz, ya que para mí ha supuesto materializar una antigua y gran ilusión.

A mi mujer y mis cuatro hijos, porque me han arropado y permitido que les abandone durante el proceso de redacción.

A mi familia, porque en todo momento me ha apoyado incondicionalmente.

A Odette y Laia, su ayuda no tiene precio.

A Eduard, gran persona y gran maestro.

A Francisco Carbonell y Jesús Burillo por el trabajo que realizan en pro de la Aromaterapia y por compartir conmigo algunos de sus conocimientos.

A Juli, el editor, porque me ha hecho sentir respaldado en todo momento.

A Pepa, Mika, Cecile, Camilo, Dionís, Janet y Buzzel, por abrirme puertas.

A Mª Dolores, Montse y todo el equipo técnico.

A todos los amigos que habéis creído en mí. Gracias.

ADVERTENCIA

Las indicaciones farmacológicas de este libro van dirigidas al terapeuta profesional: ni el autor ni el editor asumen ninguna responsabilidad por las consecuencias que puedan derivarse del mal uso o abuso de los aceites esenciales o las informaciones contenidas en esta obra.

La Aromaterapia no sustituye ningún tratamiento médico. La automedicación es peligrosa, consulte siempre con el facultativo antes de realizar algún tipo de tratamiento.

PRÓLOGO

Desde que en el año 1987 me hice consciente de que los olores existían, el mundo de los aromas es una pasión a la que consagro gran parte del día.

El mundo del olor está rodeado de un halo de misterio y secretismo que impide acceder con facilidad a sus conocimientos a las personas que no forman parte del equipo técnico de alguna empresa especializada.

La enorme cantidad y variedad de olores y aromas justifica cierta especialización que contribuye al hermetismo, junto al desconocimiento y abandono del sentido del olfato por nuestra civilización durante muchos años.

En efecto, estamos en una civilización visual, auditiva y táctil, que desprecia en ocasiones el valor del olfato. Socialmente no está bien visto usar el olfato. Por ejemplo, nos resultaría muy chocante encontrarnos con un amigo por la calle y en vez de abrazarle o estrechar su mano, olerlo. Imagino la escena (bastante divertida) aunque muchos animales se reconocen así. El olfato es un sentido muy importante en el mundo animal, del que formamos parte.

Dentro de este apasionante y complejo mundo de los olores, hay una parte por la que siento un gran respeto y cariño: LA AROMATERAPIA. La aromaterapia aprovecha el inmenso potencial curativo y sanador de los aceites esenciales vegetales mediante distintas técnicas. Es una forma de fitoterapia —curación a través de las plantas medicinales—, pero por sus características tan especiales, forma un cuerpo terapéutico con vida propia, que puede aplicar el mundo médico o disfrutar cotidianamente el ciudadano común.

En los últimos años, el desconocimiento de un tema complejo y el afán comercial desprovisto de escrúpulos, ha invadido el mercado de productos naturales con «cosas» que reciben ese nombre, siendo el concepto «aroma» lo único que tienen en común. Asimismo, junto con buenos libros encontramos todo tipo de artículos, folletos y publicaciones que aumentan el grado de confusión y desinformación general.

Me gustaría contribuir, en la medida de mi experiencia y conocimientos, a la clarificación de este tema en nuestro país concebido con mucha ilusión y desde el reconocimiento y agradecimiento a todas las personas que están realizando esfuerzos por dignificar y poner en su lugar al maravilloso mundo de los aceites esenciales en todo el planeta.

Conceptos tan básicos e importantes para poder realizar unos tratamientos efectivos y rigurosos, como LA DENOMINACIÓN BOTÁNICA de la planta, el QUIMIOTIPO (del francés «chemotype») y las garantías de calidad, hoy en día son olímpicamente ignoradas por multitud de personas que comercian con la aromaterapia.

Los libros de aromaterapia, además, siempre suelen hablar de los mismos aceites esenciales, cuando en estos momentos podemos trabajar con relativa facilidad con más de 300 distintos.

Esta obra aporta nueva información al caudal de datos repetitivos sobre los aceites esenciales más comunes —resumiendo e integrando— y da a conocer algunas novedades muy importantes en su campo, permitiendo al profesional mayor conocimiento y seguridad (evitando y previniendo accidentes indeseables) y dando las claves al profano para aprovechar todo el caudal de bienestar que nos ofrece el mundo vegetal a través de su alma: su esencia.

Informaciones de tipo histórico o costumbrista ya han sido tratadas en otras obras de divulgación, por lo que no se incluyen, así como aplicaciones y técnicas de masaje —basadas en el quiromasaje principalmente— muy bien descritas y con imágenes fotográficas en otras publicaciones.

Este libro está pensado para aquellas personas que quieren conocer a fondo el complejo mundo de la aromaterapia y los aceites esenciales de forma rápida y eficaz, que quieren aplicar con el suficiente rigor y seriedad en su consulta o su hogar todas las posibilidades benéficas de los aceites esenciales y que aceptan las ventajas y limitaciones que el buen uso de extractos vegetales tan potentes exige.

INTRODUCCIÓN

Los distintos usos de los aceites esenciales

Además del empleo estrictamente medicinal, se usan en numerosas manifestaciones de la vida cotidiana.

En principio, los aromas están presentes en casi todos los alimentos. Cualquier manzana silvestre, con el aroma y maduración adecuadas, puede ser mucho más sabrosa y apetitosa que la típica manzana proveniente de la industria agroalimentaria, ya que la producción en masa, los tratamientos químicos, las formas perfectas, se consiguen en detrimento del aroma —pasa también con las flores de invernadero—, y un buen aroma es básico para sentir atracción por un alimento.

La aromaterapia comenzó en el jardín y la cocina. Ajo, cebolla, puerro, cebolleta, mostaza, son productos tradicionalmente utilizados por sus abundantes componentes azufrados. El apio y el perejil, las plantas aromáticas, las especias, son ampliamente usadas en una forma peculiar de aplicar la aromaterapia, popular, tradicional y sin cientifismos, pero con un gran poso de sabiduría. La forma de combinar los aromas confiere a los alimentos un atractivo que va más allá de lo simplemente gustativo, tal vez tocando aspectos tan ocultos como el emocional y el psicológico.

Actualmente, la industria de los aromas alimentarios mueve tales cifras de negocio, que el mercado de la aromaterapia es ridículo en comparación a la industria de la perfumería y cosmética, que inundan el mundo de aromas que nos acompañan cotidianamente, a veces incluso de forma opresiva.

Aunque estas empresas son grandes consumidoras de materias primas aromáticas, sus criterios nada tienen que ver con los de la aromaterapia. Aquí podríamos hacer una distinción entre la aromatología (conocimiento de los aromas) y la aromaterapia (curación a través de los aromas).

Algunas aplicaciones de los aromas en nuestra vida cotidiana son:

— Productos alimentarios: zumos de frutas, aguas aromatizadas —sobre todo con cítricos—, bombones, pastas de frutas, gomas de mascar, helados, potajes y salsas, pasteles, etc. Es lamentable que aromas artificiales como la fresa o la frambuesa predominen sobre los naturales por su diferencia de precio.

— Tabacos, donde es más importante el aroma que la calidad de la hoja.

— Medicamentos, donde suelen usarse como aromatizantes.

— Productos de higiene y belleza (cosméticos).

— Perfumes.

Los extractos naturales (aceites esenciales, esencias, absolutos, aguas florales) hoy en día representan una parte mínima de los componentes que entran en las formulaciones de los perfumes y cosméticos (aguas de colonia, aguas de *toilette*, cremas, emulsiones, geles, jabones, baños de espuma, desodorantes, dentífricos, etc.).

La desinfección de locales y objetos también utiliza productos aromáticos, generalmente de síntesis, existiendo un gran mercado de limpiadores y ambientadores con «esencias naturales» (obsérvense las comillas).

El uso de aceites esenciales en difusores de aromas permite purificar, ionizar y crear un ambiente sano en recintos profesionales: son particularmente útiles en zonas expuestas a contagios —gabinetes dentales, guarderías, etc.— o períodos de epidemias. En ensayos realizados en salas de reanimación hospitalarias, los aceites esenciales han demostrado mayor aceptación que los de síntesis.

La desinfección de la madera (muebles viejos, puertas, parquet, etc.) con complejos de aceites esenciales no es habitual, sin embargo tienen una gran efectividad y no comportan los riesgos de usar productos altamente tóxicos.

La industria química utiliza frecuentemente aceites esenciales extraídos a gran escala como ciertas resinas ricas en pinenos para elaborar colas y barnices.

La industria químico-farmacéutica usa ciertas moléculas aromáticas para crear otros componentes, como la vitamina A a partir de los citrales o la vainilla a partir del safrol o del eugenol.

Hay muchas especialidades farmacéuticas a base de aceites esenciales, pero generalmente no se usa el producto tal cual es, sino alguno de sus componentes. El eugenol es típico en odontología.

El uso diario de aceites esenciales de forma equilibrada, puede ser un sistema sin comparación para el mantenimiento de la salud general. Si conseguimos introducir el uso racional de los aromas en la vida diaria, pueden ocupar un lugar muy importante en la sociedad futura, mejorando nuestras condiciones de existencia y aportando al campo de las terapias una fuente inagotable de recursos.

Ojalá que en pocos años, los aceites esenciales ocupen el lugar que les corresponde, otorgando al universo de los aromas su auténtica función: mejorar la salud y hacer la vida más agradable a todo el mundo.

CAPÍTULO I

Las Bases de la Aromaterapia

Las esencias vegetales

Las esencias vegetales son el producto de complicados procesos bioquímicos que se producen en el seno de las plantas, concretamente en sus glándulas secretoras. Su elaboración depende completamente de la radiación solar; su ausencia o carencia altera profundamente la composición y el rendimiento. La predominancia de un determinado tipo de radiación solar puede variar considerablemente la elaboración de unos u otros compuestos químicos dentro de una misma especie, de ahí la importancia de observar el QUIMIOTIPO de los aceites esenciales. (Ver pág. 21.)

Las estructuras glandulares pueden encontrarse en todos los órganos vegetales: flores, semillas, raíces, hojas, tallos y frutos.

Por lo general, las esencias no están presentes en un solo órgano: por ejemplo en la Angélica —Angelica archangelica— tenemos esencias en raíz, tallo, hojas, flores y frutos. Aunque las esencias de cada una de las partes son diferentes, todas tienen un denominados común, como hermanos diferentes con un «algo» que les hace parecidos.

El naranjo —Citrus aurantium ssp. aurantium—, es muy conocido por sus distintas esencias por ser muy usado en la farmacopea: la esencia de las hojas es rica en esteres antiespasmódicos (se le llama «petit-grain»), la esencia de la corteza del fruto es calmante (también llamada «esencia de Portugal»), la esencia de las flores (conocida en España como «azahar» e internacionalmente como «neroli») es rica en alcoholes neurotónicos.

Una gran parte de las 800.000 especies de plantas conocidas sintetiza compuestos aromáticos pero NO TODAS TIENEN SUFICIENTES CÉLULAS SECRETORAS para poderse considerar plantas aromáticas, ni de todas ellas se obtienen aceites esenciales.

La denominación botánica

Conocer las familias, géneros y especies botánicas es imprescindible para el establecimiento de una aromaterapia seria, rigurosa y digna. Ignorar esta realidad aplastante puede causar todo tipo de problemas, dificultades, malentendidos, y lo más grave, accidentes.

La esencia de salvia, que se vende sin ninguna otra denominación, ha provocado crisis de epilepsia y estados de coma. Existen en el mercado dos especies principales de salvia: salvia sclarea y salvia officinalis; la segunda es especialmente neurotóxica, sobre todo por vía oral, y la primera no lo es en absoluto. Si se hubiese especificado la especie —Salvia officinalis—, no se habría ingerido ni producido esos lamentables accidentes. En nuestro país además tenemos la «salvia española» —Salvia lavandulifolia—, que, por suerte, no presenta contraindicaciones.

Con este ejemplo, el mínimo sentido común nos dice que es muy necesaria una correcta denominación para establecer el efecto terapéutico de un aceite esencial y evitar accidentes.

Pues bien, a pesar de todo encontraremos todo tipo de libros, artículos y cursos en los que se nos recomendará tomar salvia officinalis, cuando puede llegar a contener hasta un 70% de tuyonas —cetonas neurotóxicas—. Algunos amigos y amigas que estudian Naturopatía me han comentado en ocasiones la oportunidad de tomar salvia como regulador menstrual, ya que así lo han aprendido —sobre todo a través de «vademecums» de casas comerciales—. En este caso, tenemos un ejemplo muy claro del despiste que reina en el tema de la aromaterapia y los dudosos resultados que pueden cosecharse con una desinformación de este tipo.

Otro caso que considero muy importante, por lo habitualmente que se encuentra en todo tipo de documentación, es el del HISOPO —Hyssopus officinalis ssp. officinalis— que en la subespecie officinalis contiene cetonas muy neurotóxicas, mientras que en la variedad decumbens —Hyssopus officinalis var. decumbens—, contiene un óxido no peligroso y con una acción antiviral más marcada que el primero. La confusión entre ambas plantas ha causado accidentes graves, por lo que en Francia no puede venderse libremente, sólo en farmacias (no así en nuestro país). En algunos libros del tema —evidentemente copiados unos de otros— se le considera «ligeramente tóxico», recomendando que no se utilice en pacientes con propensión a la epilepsia. Sin comentarios.

Los quimiotipos

Los componentes aromáticos de una planta no son inmutables, varían en función de diversos elementos como el nivel de insolación, la naturaleza y componentes de la radiación solar, el régimen de lluvias, la composición del suelo, etc.

De este modo, dos plantas idénticas pueden producir esencias con diferencias más o menos importantes. Para diferenciar los aceites esenciales extraídos de algunas de estas plantas, utilizamos el término de «quimiotipo», que significa «tipo químico» o «raza química».

Las diferencias pueden ser extremadamente importantes y cambiar totalmente las propiedades químicas o biológicas del aceite esencial, por esa razón los quimiotipos deben ser bien conocidos por los aromaterapeutas y personas que usen aceites esenciales. Su desconocimiento puede causar todo tipo de problemas, efectos contraproducentes en terapias y accidentes graves.

Una misma planta, creciendo en dos lugares distintos, tanto por la altitud y latitud como por la naturaleza de la radiación solar, puede producir esencias muy diferentes. La variabilidad química en función de los biotipos está predeterminada a nivel cromosómico. Puede existir incluso con el paso de las estaciones; por ejemplo, el tomillo rico en geraniol, con esa molécula presente en invierno, la reemplaza por la de acetato de geranilo en verano.

También sabemos que la composición química de la esencia contenida en las flores del jazmín no es igual cuando está en la planta que cuando ha sido cortada. Además, espacios cortos de tiempo pueden cambiar la composición química, por lo que interesa realizar la recolección en un determinado momento del día.

Por todo ello, resulta indispensable acompañar a la denominación botánica el quimiotipo.

Esta noción ha sido avalada científicamente desde

hace unos 20 años por los estudios del profesor Passet de Montpellier, a través de sus estudios sobre el tomillo.

Efectivamente, si una planta tiene que ser representativa del quimiotipo, ésta es el tomillo —Thymus vulgaris—, con unas 50 especies distintas sólo en la cuenca mediterránea.

En la zona de Saint-Tropez, el tomillo tiene una olor fuerte, fenolado. En gran parte de Francia, el olor se parece al de la ajedrea. En la Alta Provenza, la fragancia es totalmente diferente: suave y dulce como la lavanda e incluso en algunas zonas como el geranio rosa. En el Alto Languedoc, el olor se parece al de la mejorana de los jardines y en algunas zonas, su perfume especiado recuerda al de la pimienta.

En España, en ciertas regiones, imita al eucalipto officinalis y en otras tiene el olor cítrico. En todos los casos, se trata de la misma planta, las hojas y flores son idénticas, pero vemos que química y olfativamente sus aromas son distintos.

Las cromatografías permiten establecer la «carta de identidad» de cada aceite esencial extraído de los diferentes quimiotipos de Thymus vulgaris y prueban la veracidad de las constataciones olfativas: los fenoles (timol y carvacrol) predominan en los tomillos de olor agresivo del litoral francés; los alcoholes (linalol, geraniol, tuyanol-4 y alfa-terpineol) en los de la Alta Provenza, Languedoc y zonas limítrofes. Un óxido (1,8 cineol) y aldehidos (citrales) en los tomillos españoles.

Los quimiotipos representan para el aromaterapeuta, una realidad innegable. Aquellos terapeutas que, por comodidad o fundamentalismo persistan en el antiguo concepto que relaciona los aromas con propiedades esotéricas, místicas o peor aún, en el «efecto placebo» que tie-

QUIMIOTIPOS DE PINUS SYLVESTRIS   QUIMIOTIPOS DE MATRICARIA RECUTITA

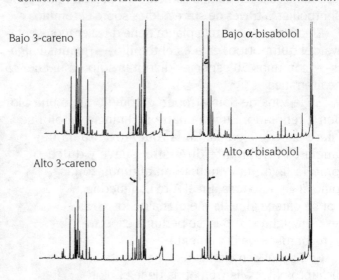

Bajo 3-careno

Bajo α-bisabolol

Alto 3-careno

Alto α-bisabolol

QUIMIOTIPOS DE TANACETUM VULGARE

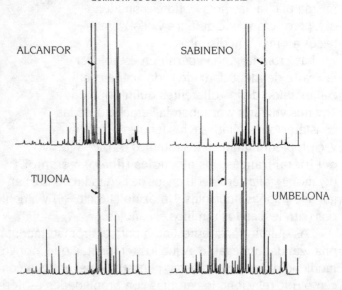

ALCANFOR

SABINENO

TUJONA

UMBELONA

nen las sustancias inertes, se arriesgan a enviar a inocentes al dermatólogo o al servicio de urgencias, ya que están tratando con sustancias con una composición química compleja. Como ejemplo, el uso indiscriminado del aceite esencial de tomillo. Si en vez de utilizar un tomillo rico en óxidos o aldehidos, usamos sobre la piel uno rico en fenoles, la quemadura será importante, ni qué decir tiene lo que puede ocurrir en las mucosas si se ingiere...
¿Cómo podemos entonces, quedarnos tan tranquilos ante el botecito que encontramos en cualquier tienda en el que pone «esencia de tomillo», si hay que hacer un tratamiento con ese aceite esencial?, ¿qué tipo de tomillo estaremos to-mando realmente?

Obtención de los aceites esenciales

Hasta ahora hemos mezclado mucho las palabras esencia y aceite esencial, ha llegado el momento de explicar su diferencia. Como hemos visto, las plantas segregan en su interior esencias aromáticas. El hombre ha inventado distintos sistemas para poder extraerlas.

Hemos de valorar la dificultad que supone extraer sustancias tan etéreas y delicadas sin alterar la calidad. Todos hemos visto la rapidez con que una flor arrancada de su planta pierde el perfume. Trasladándonos a la dimensión del maestro destilador, podemos hacernos una idea de la dificultad y gran responsabilidad que recae sobre sus hombros. En las flores, principalmente, podemos observar la expresión más elevada del término «etérico», ya que sus esencias son particularmente difíciles de obtener y escasas en el rendimiento. Me encanta la denominación alemana de aceite esencial:

«ätherische öle» —aceite etérico—, ya que expresa perfectamente la naturaleza del producto. Sin embargo, junto a la delicadeza de las esencias contenidas en los vegetales, en ocasiones también es difícil su obtención, ya que según su localización, es necesaria una liberación lenta de los principios aromáticos.

En los casos de las exudaciones oleorresinosas, la fracción volátil está completamente engullida por la masa resinosa.

Las técnicas de extracción deben armonizar las cuestiones económicas y cualitativas, con el fin de obtener un producto lo más cercano posible a la esencia original a un precio de mercado.

Así, pues, el proceso de extracción de esencias de las plantas da lugar a LOS ACEITES ESENCIALES, base de la aromaterapia.

Métodos actuales de extracción de aromas y perfumes

Expresión

Este método de extracción se usa exclusivamente con los cítricos, que contienen una gran cantidad de esencia en sus cáscaras. Es muy sencillo, consiste en exprimir las cáscaras y recoger la esencia desprendida. Como la esencia no ha sufrido ninguna modificación química, en este caso podemos decir con toda tranquilidad que estamos trabajando con ESENCIA, no con aceite esencial. Se emplea este sistema principalmente con naranjas, mandarinas, limones, limas, pomelos, bergamotas, etc.). Se obtienen con este sistema las dos fracciones de una esencia: la volátil y la no volátil, mientras con otros sistemas (destilación, extracción por solventes), sólo se obtiene la fracción volátil de la esencia

—aceite esencial—. Además, este sistema mecánico limita al máximo la oxidación de la esencia. Si exprimimos la cáscara de una naranja cerca de una vela podremos ver cómo se inflaman las pequeñas gotas de esencia que contiene.

Destilación

Es el sistema más empleado para obtener aceites esenciales, conocido desde hace miles de años, trasmitido a Europa por los árabes y desarrollado y perfeccionado en el ombligo de la perfumería mundial, Grasse. Consiste en la extracción de sustancias aromáticas mediante el vapor de agua.

Previamente se preparan los vegetales, cortándolos e incluso triturándolos. Algunas plantas, como la melisa, deben ser destilados inmediatamente después de ser cortados porque sino se pierde mucho aceite esencial.

Se cargan en la cuba del alambique las sustancias vegetales (flores, ramas, hierbas, raíces, maderas, cortezas, granos, oleorresinas) con una cantidad de agua que puede variar entre 10 y 6 veces la cantidad de materias primas. La mezcla se pone a calentar en tiempo variable según el vegetal. En la hidrodestilación, el vapor de agua se produce directamente sobre la masa vegetal, mientras que en el sistema de arrastre el vapor se crea independientemente y se hace pasar por la masa vegetal.

El proceso, relativamente moderno de la destilación por arrastre al vapor de agua, mejora el sistema clásico de destilación, consiguiendo mayor calidad en los productos obtenidos y minimizando las alteraciones hidrolíticas asociadas al proceso de la hidrodestilación.

DESTILACIÓN AL VAPOR
(Sistema clásico)

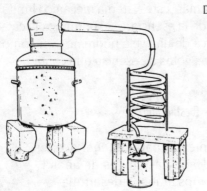

DESTILACIÓN POR ARRASTRE AL VAPOR

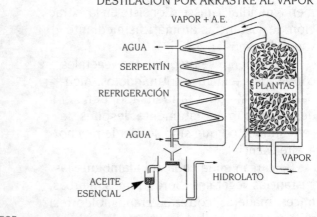

VAPOR + A.E.

AGUA

SERPENTÍN

REFRIGERACIÓN

AGUA

PLANTAS

VAPOR

ACEITE ESENCIAL

HIDROLATO

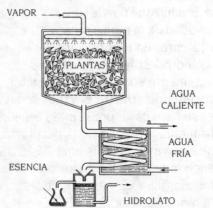

VAPOR

PLANTAS

AGUA CALIENTE

AGUA FRÍA

ESENCIA

HIDROLATO

HIDRODIFUSIÓN O PERCOLACIÓN

A la salida de los dos sistemas de destilación, el vapor de agua junto con el aceite esencial, pasan por un refrigerante que los pasa del estado gaseoso al estado líquido.

Como el aceite esencial generalmente pesa menos que el agua, el líquido resultante se recoge en un recipiente con dos salidas: una para el agua y otra para el aceite. Así tenemos, por fin, el aceite esencial y el agua destilada de la planta, conocida técnicamente con el nombre de HIDROLATO.

Los hidrolatos contienen los principios de la esencia que se solubilizan en agua (principios hidrosolubles), y aunque no han sido muy estudiados, tienen aplicaciones muy notables en estética y cosmética, de las que puedo dar fé.

El desconocimiento de sus propiedades hace que sean considerados un desecho de la destilación, salvo en el caso de algunas aguas florales muy conocidas como las de melisa, azahar, rosa o hamamelis.

En el segundo volumen de esta obra se dedica un capítulo a los hidrolatos.

Desde aquí animo a todos los destiladores a que nos pongamos en contacto para buscar una vía que permita aprovechar esos ricos recursos que ahora se desperdician (ver direcciones útiles, pág. 143).

Percolación

Procedimiento reciente, también llamado hidrodifusión, consiste en enviar el vapor desde arriba hacia abajo —al contrario que en la destilación—. Es interesante en algunas plantas ya que permite mayor rapidez en la extracción y perjudica menos la calidad de las sustancias aromáticas. Presenta el inconveniente de cargar los aceites esenciales de sustancias no volátiles. Como resultado de ello, hablaremos de esencias de percolación y no de aceites esenciales. El término «aceite esencial» debe reservarse exclusivamente al producto aromático resultante de la destilación.

Extracción CO_2 supercrítico

Uno de los métodos más modernos, pero muy costoso, que consiste en hacer pasar en la masa vegetal —generalmente flores— una corriente de CO_2 que, por aumento de presión, hace explotar las glándulas llenas de esencia, extrayendo el contenido. Distintos estudios tienden a probar que este procedimiento respeta íntegramente la esencia original. Por desgracia, en este momento es tan caro que no suelen encontrarse en el mercado productos obtenidos por este sistema.

Enforado (Enfleurage)

El proceso del enflorado se aplica —como su nombre indica— principalmente a flores, que por su delicadeza, son difíciles de trabajar con calor. Las flores se ponen en contacto con grasas absorbentes, que después de algunos días, se saturan de esencia. Las pomadas que se preparan de este modo pueden emplearse en la fabricación de cosméticos, o puestas en contacto con alcohol absoluto, se consiguen extractos alcohólicos de flores, que pueden concentrarse en esencias al evaporar el alcohol.

Este antiguo proceso está en decadencia, al ser sustituido por la extracción mediante solventes, más rápida y eficaz.

NOTA: Para darse una idea de la pesadez y dificultad de este proceso, así como para comprender mejor el mundo de los aromas, recomiendo al lector interesado la obra de Patrick Sunskind «El perfume, historia de un asesino», donde el protagonista trabaja en el obrador de un perfumista, reflejándose magistralmente el entorno que rodea a la profesión (es una obra que se huele).

Extracción por disolventes

Este sistema de extracción proporciona sustancias aromáticas que no son aceites esenciales, y que muchos aromaterapeutas rechazan por las razones que se van a exponer a continuación. No obstante, es importante conocer los productos que se obtienen por este método:

Resinoides: Las resinas son sustancias sólidas o semisólidas que exudan los árboles para protegerse de las heridas. La sustancia gomosa exudada, al cabo de un tiempo se seca y endurece. Estas resinas, producidas artificialmente por el hombre —mi padre fue resinero— realizando cortes y recogiéndolas, sufren un proceso de extracción de los principios aromáticos a través de disolventes, de forma muy parecida al enflorado, pero en caliente. Se usan principalmente éter de petróleo y benceno como disolventes. El producto obtenido, tras evaporar el disolvente, pasa por una destilación. Si se destila con disolventes hidrocarbónicos, tendremos un re-sinoide, si se destila con disolventes alcohólicos, un absoluto.

Concretos: La extracción de concretos es similar a la de los resinoides, sólo que en lugar de resinas se usan vegetales, cortezas, flores, etc. El producto resultante suele ser una pasta sólida, que contiene principios aromáticos, ceras y pigmentos del vegetal. Presentan el problema de que si el solvente no se evapora perfectamente, queda en el producto, siendo muy tóxico para los seres humanos. Se han detectado concentraciones entre el 2 y el 25% de solvente en algunos concretos, lo que los hace totalmente inadecuados para la aromaterapia. Además, esta técnica es peligrosa para los obreros de las plantas que manejan disolventes inflamables y tóxicos (causa de anemias, astenias y lesiones orgánicas graves).

Absolutos: Se preparan con los concretos, extrayendo con alcohol las moléculas aromá-ticas. El alcohol es evaporado y ya tenemos un absoluto. Algunos productos como el jazmín, sólo se consiguen hoy en día de esta forma, no hay manera de encontrar aceite esencial auténtico. Es muy fácil y habitual su adulteración.

Como alternativa a este sistema, tenemos la destilación de los bálsamos y oleorresinas que exudan los árboles, y los enflorados y maceraciones para flores y plantas delicadas.

Maceración

Los aceites florales se obtienen por la maceración prolongada en un aceite vegetal, en frío y al abrigo de la luz. A estos aceites se les dan nombres especiales: aceite rojo para el hipérico, aceite verde para el de orégano, etc. Estos aceites contienen exclusivamente los principios liposolubles de las plantas, y suelen utilizarse en estado puro, sin diluir.

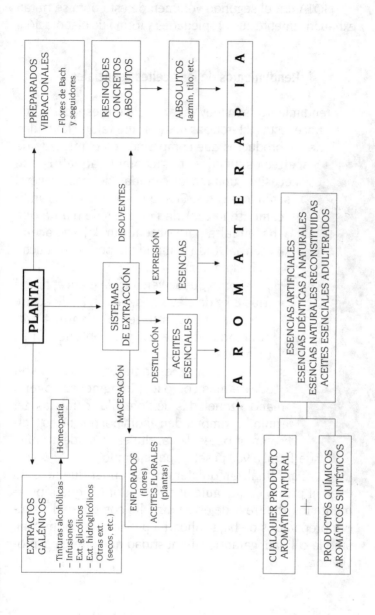

NOTA: En el segundo volumen de esta obra se tratan exhaustivamente sus propiedades y forma de elaboración.

Rendimientos de los aceites esenciales

Los rendimientos son muy variables de una especie a otra. Conocer estas diferencias nos permite valorar la calidad de los productos que compramos en el mercado de aceites esenciales. Lógicamente aquellos que necesiten una mayor cantidad de masa vegetal serán más caros. Creo que si expresamos gráficamente la cantidad de kilos de planta que hacen falta para obtener un kilo de aceite esencial, todo el mundo lo podrá ver mucho más claramente.

Como puede verse en la gráfica, mientras 8 kg de clavo nos dan un kg de aceite esencial, pueden hacer falta entre 4 y 12 toneladas de melisa para obtener un kg de aceite esencial.

Los aceites esenciales de flores son todavía más costosos, imagínense coger a mano 5 toneladas de florecillas como las del jazmín... ¿comprenden ahora por qué no es lógico comprar botes de «aceite esencial de jazmín» de 15 ml a 900 pesetas, por ejemplo?

Para finalizar, quisiera recomendar que no sólo sea el precio el que guíe al comprador (ya que rápidamente los «buitres» de este mundillo comenzarán a vender preparados de baja calidad a precios astronómicos), sino la calidad, garantía y honestidad que ofrezca el proveedor.

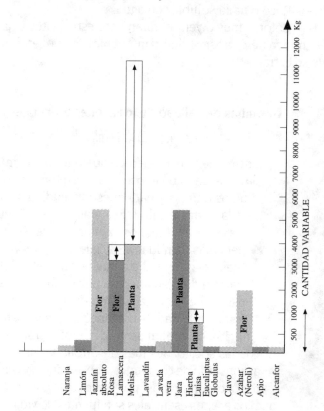

Cantidad de kg. de plantas necesarias para obtener 1 kg. de aceite esencial

Propiedades físicas de los aceites esenciales

— A temperatura ambiente raramente cristalizan o son viscosos, suelen ser líquidos.

— Volátiles, en oposición a los aceites vegetales o aceites grasos.

— Más ligeros que el agua, no miscibles, su densidad está entre el 0,86 del Pinus sylvestris y el 1,03 de Cinnamomum verum corteza.

— Activos bajo la luz polarizada.

— Índice de refracción elevado.

— Poco o nada solubles en agua.

— Colores muy diversos, raramente estridentes y que casi nunca se corresponden con el color del vegetal del que se extraen.

Garantías de calidad de los aceites esenciales

La búsqueda de la calidad

El ritmo de vida moderno cada día nos da más pruebas de lo peligrosos que resultan los productos químicos para nuestra salud, la salud de la tierra, la salud de los animales... Tanto los vegetales (abonos), animales (piensos), y personas (comidas artificiales), somos víctimas del desenfreno a que nos somete la dinámica despiadada de expoliación de los recursos del planeta. Los productos químicos restan vitalidad —se sospecha que la disminución de espermatozoides en los hombres de las sociedades más desarrolladas se debe al consumo de colorantes, conservantes y otros productos químicos, por ejemplo—, mientras que los aceites esenciales son fuentes de vida.

Lo ideal sería poder conseguir aceites esenciales obtenidos por cultivo biológico, o recolectados de la naturaleza. También es muy importante el proceso de extracción, en el que la destilación o expresión es un arte más que una ciencia.

Después de estos dos importantes pasos, deben evitarse las típicas adulteraciones, y así tendremos un producto con todas sus propiedades y vitalidad. Aquí entra en juego la honestidad y profesionalidad de la empresa que comercialice el producto.

Las adulteraciones

Los mayores consumidores de aceites esenciales son las industrias de alimentación y perfumería. Necesitan obtener productos que siempre tengan la misma fórmula, año tras año. Para ello, han de estandarizar sus fragancias y aromas, porque siempre deben oler igual. Ello supone, como hemos visto antes, que de algún modo hay que «retocar» componentes químicos, ya que un aceite esencial varía según la cosecha, lugar de procedencia, etc.

Como el mundo de la aromaterapia hace un consumo ínfimo en comparación con las toneladas que se mueven mundialmente en los grandes mercados, resulta antieconómico comercializar aceites esenciales puros. Esto supone que salvo honrosas excepciones, muchos terapeutas están trabajando con esencias de perfumería. «Engañado pero contento», es una expresión que refleja muy bien lo que a todos nos ha sucedido alguna vez en el mundo de los aceites esenciales, ya que si es necesario, se certifica que un producto es natural aún sin serlo: «el cliente manda», «el cliente siempre tiene la razón», «¿quieres natural?, ¡toma natural!».

Aunque no comparto esta postura, la comprendo. El 95% de los profesionales que venden y fabrican esencias y aromas que yo conozco, son personas profundamente conocedoras de lo que llevan entre manos, ya que es un mundo que exige mucha especialización, dedicación y conocimientos, y desde mi experiencia, honrados. Pero siempre es muy desagradable que personajes que no conocen más que lo poco que han leído en algún libro quieran dárselas de entendidos, con lo que les están provocando para que les den gato por liebre... es humanamente comprensible, pero no aceptable si queremos dar el nivel que necesita la auténtica aromaterapia. Lo que puede ser perfectamente aceptable para la industria de la perfumería y los aromas alimentarios no lo es para la aromaterapia.

Con esto no quiero iniciar ningún tipo de acusación o polémica, simplemente puntualizar que la verdadera aromaterapia es algo tan minoritario actualmente que, como todo lo que se sale de lo habitual, es difícil de encontrar.

¿Cómo se realizan las adulteraciones?

En aromaterapia, adulteración, alargamiento, estandarización y rectificación pueden considerarse como sinónimos. La adulteración de un aceite esencial puede llevarse a cabo de distintas formas:

1. Diluyéndolo con alcohol etílico.

2. Con componentes de otro aceite esencial más barato (por ejemplo el de limón con terpenos de la naranja).

3. Con otro aceite esencial diferente (geranio por rosa).

4. Con productos sintéticos, como el DPG (Dipropilenglicol), sin olor ni color, muy usado con la lavanda, o el fenil-etil-alcohol, componente natural de la rosa damascena y usado para «aumentar» ese aceite esencial tan caro.

5. Un aceite esencial muy similar y que lo sustituya totalmente (el lavandín sustituye frecuentemente a la lavanda, que es 4 veces más cara).

Las esencias deterpenadas o rectificadas tampoco son adecuadas en aromaterapia.

Aceites esenciales sintéticos

Además de añadir compuestos sintéticos a un aceite esencial, los químicos pueden combinar distintas moléculas sintéticas, simulando un aroma muy parecido al del aceite esencial original, de forma que el aroma que nos recuerda a una sandía, por ejemplo, es un preparado sintético —nadie destila sandías—. Hay infinidad de aromas artificiales que se venden como naturales por su gran parecido con el aroma original. Se aplican mucho en alimentación, perfumería, cosmética y ambientadores. Quiero dar una lista muy completa de aromas pretendidamente naturales que no lo son:

NOMBRE	OBSERVACIONES
Algalia	Origen animal, muy caro, raramente a la venta al público.
Almendras	El aceite que se obtiene de las almendras se usa como aceite base, no es aromático.
Almizcle/Musk/Musk blanco/ White musk	Siempre sintético.
Albaricoque	Ídem.
Ámbar gris	Ídem.
Azahar o nerolí	El natural es muy caro, suelen encontrarse reconstituidos a base de cítricos y sintéticos.
Brezo	No se destila.
Camelia	Sintética.
Clavel	No se destila, raramente absolutos.
Cereza	Sintético.
Ciclamen	Sintético, natural escaso y caro.
Ciruela	Sintético.
Coco	Como almendras, no huele, sintético.
Flor de loto	Sintético.
Flor de la pasión/Passiflora	Sin aroma, sintético.
Frambuesa	Sintético. Natural, muy buena para mermeladas.
Fresa	Exactamente igual que la frambuesa, pero puede añadírsele nata.
Gardenia	Sintético, natural escaso y muy caro.

Nombre	Observaciones
Heliótropo	Ídem.
Incienso	Muy adulterado por lo general.
Jacinto	Sintético, natural escaso y muy caro.
Jazmín	Sintético, natural escaso y muy caro. No se destila, se extrae absoluto.
Lilas	Sintético, natural escasa y muy cara.
Limón	Sintético, usado en alimentación, habitual.
Lirio	Sintético.
Loto	No se destila el loto.
Madreselva	Sintético, natural escaso y muy caro.
Maracuyá	Sintético.
Magnolia	Sintético, natural escaso y muy caro.
Melocotón	Sintético.
Miel	Sintético.
Mimosa	Sintético, natural escaso y muy caro.
Mirra	Como Incienso.
Melón	Sintético.
Menta	Suele rectificarse.
Mora	Sintético.
Muguet	Composición de perfumería.
Narciso	Sintético, natural muy escaso y muy caro.
Nardo	Ídem.
Opio	Composición de perfumería.
Plátano	Sintético.
Pino	Paradójicamente, un aceite esencial muy común que suele trabajarse en sus versiones de perfumería por su olor más agradable y común. (Igual que el limón).
Piña-ananas	Sintético.
Orquídeas	No se destilan, sintético.
Retama	No se destila.
Rosa	Sintético, natural muy escaso y muy caro.
Sandía	Sintético.
Trébol	Sintético.
Vainilla	Natural cara, sustituida por la vainillina.
Valeriana	Fácilmente adulterable.
Verbena	Sintético, natural escaso y muy caro.
Violeta	Sintético, natural escaso y muy caro.
Wisteria	Ídem.
Ylang-Ylang	Fácilmente adulterable.

La Naturaleza, de algún modo, equilibra sus obras, de forma que componentes de los aceites esenciales que aislados son tóxicos o irritantes, se compensan con otros en la esencia pura, algo que no sucede con las esencias sintéticas, todavía muy lejos de ser idénticas a las naturales.

En efecto, hoy se desconocen gran parte de los componentes de muchos aceites esenciales, por lo que químicamente pueden reproducirse de manera parcial.

Existe también una cuestión de fondo, que hoy por hoy es inabordable desde la perspectiva científica, aunque yo tengo la esperanza de que en pocos años será explicable: LA FUERZA VITAL. La fuerza vital, el espíritu, el soplo divino, la cualidad que diferencia a un ser vivo de uno muerto, esa energía que nos anima... tal vez las plantas nos comunican su fuerza vital a través de los aceites esenciales —aparte de sus propiedades medicinales—, y esto hace que la copia de un aceite esencial sea algo así como una armadura sin caballero, algo que existe pero que carece de vida.

¿Qué debemos exigir a un aceite esencial?

Algunos aceites esenciales sintéticos o adulterados producen ciertos resultados positivos —por el porcentaje de esencia natural presente en la mezcla—. Para obtener los resultados óptimos que cualquier tratamiento de aromaterapia puede dar, necesitamos trabajar con las mejores calidades de aceites esenciales. Aunque en principio parezca que el uso de un producto puro al 100% tiene un coste muy elevado, no deja de ser un engaño pagar menos por un aceite que ha sido rebajado 3, 6, 10 ó 20 veces, y que para obtener el mismo resultado que el puro ha de ser utilizado en mucha mayor cantidad. En general, puedo asegurar que los auténticos aceites esenciales puros suelen trabajarse con márgenes muy ajustados, ya que las pocas personas o empresas que se comprometen a mantener altos niveles de calidad, suelen tener una actitud de amor a la aromaterapia y poco afán de lucro y saben que márgenes altos hacen inaccesibles los aceites esenciales a mucha gente.

Hemos de tener presente, que resulta prácticamente imposible que un aceite esencial sea exactamente igual de una cosecha a otra, siempre hay cambios si el producto es completamente natural y sin adulteraciones. A pesar de esos cambios, existen ciertos parámetros que nos permiten, a través de técnicas de laboratorio, reconocer por su composición química un aceite esencial y saber si está o no adulterado. Técnicas como la cromatografía de gases, infrarrojos, rotación óptica, gravedad específica y espectografía de masas nos acercan cada día más a un control riguroso de la composición del aceite esencial, junto con las clásicas comprobaciones organolépticas (color, olor, etc.).

Resulta muy interesante usar siempre que se pueda, aceites esenciales y esencias de origen biológico. Con ese término, describimos aquellos productos que no han sufrido en su proceso, adición o tratamientos de tipo químico —abonos, insecticidas, herbicidas, etc.— y que permiten obtener vegetales más puros que los de cultivo convencional. Cuando el vegetal no es cultivado, su origen suele ser silvestre. En nuestro país, el aval CRAE certifica el origen biológico del producto oficialmente.

Conclusión

Para realizar una aromaterapia de calidad, es necesario utilizar aceites esenciales de la mejor calidad, que viene dada por:

— La denominación botánica
— El quimiotipo (si existe)
— El origen del vegetal
— Las garantías sobre:
  - el proceso de cultivo (convencional o biológico)
  - el proceso de extracción (destilación o expresión)
  - el aceite esencial (analíticas, pruebas de laboratorio)
  - el productor (honestidad y conocimientos técnicos)

Con la mejor calidad se evitarán los problemas que causan los productos mediocres y su falta de efectividad. Con la denominación correcta, evitaremos los accidentes por confusión. Potenciando el uso de buenos aceites esenciales, se contribuye a crear riqueza en zonas rurales deprimidas, a volver a cultivar el suelo abandonado o en proceso de desertización con especies autóctonas, en definitiva, a aumentar la calidad de vida del planeta.

No tiene sentido buscar el mejoramiento del planeta si no realizamos un comercio justo con los productores, sean del primer, segundo o tercer mundo.

Hay que pagar un precio que permita llevar una vida digna al productor de los aceites esenciales, y asumirlo como consumidores responsables.

La química de los aceites esenciales

Si bien el estudio de la química de los aceites esenciales es una materia muy extensa y técnica, es necesario tener una visión mínima para comprender el extenso campo que puede alcanzar una aromaterapia bien aplicada. Como ésta es una obra divulgativa, procuraré ser lo más breve, conciso y claro.

Como hemos visto, los aceites esenciales contienen muchas moléculas aromáticas. Los estudios científicos han podido determinar las propiedades medicinales de algunas de ellas, lo que nos permite una aproximación científica a la aromaterapia y una seguridad en ciertos tratamientos con aceites esenciales ya que podemos relacionar el efecto terapéutico con el componente químico.

También el conocimiento de propiedades, indicaciones y contraindicaciones, nos ayudará a evitar accidentes.

Moléculas aromáticas

ALCOHOLES: Moléculas dotadas de buenas propiedades antiinfecciosas, aunque menos potentes que los fenoles (alfa-terpineol, citronelol, geraniol, linalol, mentol, nerol, terpineol-4, tujanol, son algunos de ellos).

ALDEHIDOS: Muy comunes en los aceites esenciales, la familia comprende principalmente los citrales —geranial, neral—, el citronelal y el cuminal, de actividad antiinflamatoria muy marcada.

CETONAS: Familia de moléculas muy habituales en los aceites esenciales, de propiedades muy importantes —mucolíticas, cicatrizantes— pero de uso muy delicado debido a su neurotoxicidad —riesgo de convulsiones, coma o muerte en dosis altas—. El alcanfor (borneona), muy conocido, es una cetona. Otras son la carvona, criptona, fenchona, mentona, pulegona, tuyona, verbenona, etc.

Usar aceites aromáticos puros es económico

Demostración

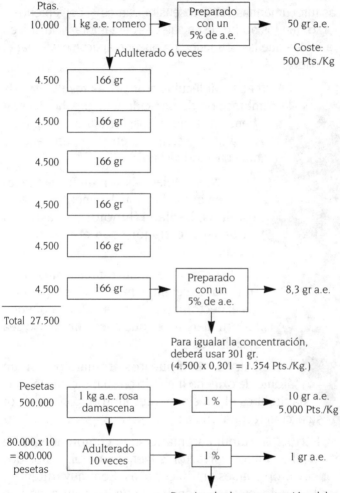

Ptas.				
10.000	1 kg a.e. romero	→	Preparado con un 5% de a.e.	→ 50 gr a.e.

Adulterado 6 veces

Coste: 500 Pts./Kg

4.500	166 gr
4.500	166 gr
4.500	166 gr
4.500	166 gr
4.500	166 gr
4.500	166 gr	→ Preparado con un 5% de a.e. → 8,3 gr a.e.

Total 27.500

Para igualar la concentración, deberá usar 301 gr.
(4.500 x 0,301 = 1.354 Pts./Kg.)

Pesetas				
500.000	1 kg a.e. rosa damascena	→	1 %	→ 10 gr a.e. 5.000 Pts./Kg
80.000 x 10 = 800.000 pesetas	Adulterado 10 veces	→	1 %	→ 1 gr a.e.

Para igualar la concentración, deberá usar 9 partes más, es decir, un 10%
(8.000 Pts./Kg.)

* Los precios tomados son subjetivos. Con este sistema se consigue el «aceite esencial natural» al precio que el cliente desee.

CUMARINAS: De acción muy potente, a pesar de su escasez en contenido en los aceites esenciales, su actividad no es desdeñable. Se les atribuye un efecto sedante importante y a nivel sanguíneo actividad anticoagulante —dicumarol—. Las furocumarinas son fotosensibilizantes —bergapteno—, por lo que los aceites esenciales —bergamota y cítricos en general— que las contienen no pueden aplicarse y tomar el sol después.

ESTERES: Moléculas aromáticas resultantes de la combinación de un ácido y un alcohol (acetatos, benzoatos, butiratos, formiatos, propionatos, tiglatos, etc.); suelen tener una acción antiespasmódica sutil.

ÉTERES: Moléculas con un núcleo fenólico y un grupo funcional —metil—; el anetol (anís, badiana, hinojo) y el estragol (albahaca, estragón) son éteres antiespasmódicos potentes.

LACTONAS: Familia química muy desarrollada. Excelentes mucolíticos y poderosos expectorantes. Por vía cutánea pueden producir alergias, lo que hace que su uso sea muy delicado.

ÓXIDOS: Compuestos aromáticos con un átomo de oxígeno incluido en su molécula; el más habitual es el 1,8 cineol (eucaliptol), conocido por su acción respiratoria.

FENOLES: Familia aromática que comprende, entre otros, el australol, carvacrol, eugenol y timol, conocidos por sus propiedades antiinfecciosas. Son muy irritantes, por lo que los aceites esenciales que los contienen han de usarse con mucha prudencia.

TERPENOS: Moléculas compuestas únicamente por átomos de carbono e hidrógeno: los pinenos —coníferas—, el limoneno —cáscaras de cítricos—, el felandreno, son los más conocidos. Se les considera como energetizantes y algunos tienen importantes propiedades antiinfecciosas o antisépticas si se pulverizan en el medio ambiente.

Estas son las principales familias, con cuyos términos es muy habitual encontrarnos en tratados de Aromaterapia. Debemos tener en cuenta que una simple relación «composición química-efecto terapéutico» no es suficiente para comprender el complejo modo de actuar de compuestos de muchas moléculas aromáticas distintas, donde se crean relaciones de sinergia, y donde no siempre dos más dos suman cuatro. Por ello decimos que en ocasiones compuestos químicos que aislados son irritantes o tóxicos, en el conjunto de un aceite esencial, donde se compensan con otros, no lo son o no lo son tanto.

Tampoco se pretende que el aromaterapeuta sea un químico, por ello esta información es un complemento muy válido para asomarse a la realidad profunda de los aceites esenciales, sin mayores pretensiones.

Clasificación eléctrica de los aceites esenciales

Descubrimientos recientes muy importantes relacionan a los aceites esenciales con la electricidad y el agua. En trabajo llevado a cabo en Francia por F. Franchomme, basado en las investigaciones de L.C. Vincent y J. Mars, determina la polaridad de cada compuesto químico constituyente de los aceites esenciales así como su solubilidad.

De estas cuatro coordenadas (negativo-positivo-soluble-insoluble), surge un original cuadrante que nos permite visualizar en el espacio los componentes de los aceites esenciales.

Por ejemplo, las moléculas negativantes —que dan electrones— tienen propiedades relajantes y calmantes, mientras que las moléculas positivantes —que toman electrones— tienen propiedades tonificantes y estimulantes.

La aportación de P. Franchomme, en mi opinión, marca la línea de salida de la Aromaterapia del futuro, el punto sin retorno desde el que despega un concepto totalmente original que nos permite liberarnos del lastre del desconocimiento y la «magia» que domina una gran parte de la aromaterapia actual, que nos permite sustituir la intuición por la certeza en muchos de los usos que sabemos pueden tener los aceites esenciales, aunque desconozcamos el porqué. Mis mayores respetos a este genio, a quien en el futuro se reconocerá el mérito de fundador de la aromaterapia científica.

Polaridad y solubilidad
de los componentes individuales
de los aceites esenciales

(Adaptado del original de R. Jollois publicado
en «L'Aromathérapie Exactement».)

MOLÉCULAS NEGATIVAS (Dan electrones) –Aniones–

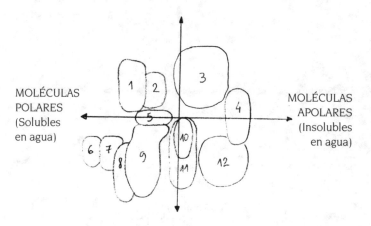

MOLÉCULAS POLARES (Solubles en agua)

MOLÉCULAS APOLARES (Insolubles en agua)

MOLÉCULAS POSITIVAS (Captan electrones) –Cationes–

1. Aldehidos
2. Cetonas
3. Esteres
4. Sesquiterpenos
5. Cumarinas y lactonas
6. Ácidos
7. Aldehidos aromáticos
8. Fenoles
9. Alcoholes
10. Óxidos
11. Fenoles metil-éter
12. Terpenos

Efectos generales de los constituyentes de los aceites esenciales

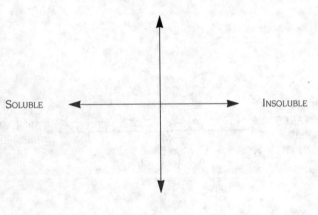

NEGATIVO
Sedante
R E L A J A N T E
Antiinflamatorio

SOLUBLE ←――――――→ INSOLUBLE

Tonificante
E S T I M U L A N T E
Neurotónico
POSITIVO

CAPÍTULO 2

Aromatología

Almacenamiento y cuidados

Los aceites esenciales se deterioran en contacto con la luz solar por lo que deben protegerse en envases opacos, de color topacio o azul, herméticos. Los mejores materiales son el vidrio y el aluminio vitrificado. El caucho y ciertos plásticos se deterioran mucho en contacto con los aceites esenciales por lo que envases de plástico, tapones y cuentagotas, pueden deformarse e incluso romperse.

Conviene mantenerlos lejos de fuentes de luz y evitar al máximo el contacto con el aire.

Muchas personas se preguntan qué tiempo puede durar un aceite esencial sin deteriorarse. Es bastante difícil determinarlo, por el gran número existente y su diferente forma de «envejecer». Si se conservan bien almacenados, tres años es un tiempo fácil de alcanzar. Algunos seguro que más, incluso siglos, como el de clavo encontrado en el botiquín en restos de naufragios.

El aceite esencial de pachuli, por ejemplo, gana en calidad a medida que pasan los años. En cambio, las esencias de cítricos —cáscara—, duran poco —unos 6 meses—, ya que sus terpenos se transforman en ácidos y las ceras que contienen precipitan en el fondo del recipíente (cosa que no afecta al uso del aceite esencial).

Al mezclar aceites esenciales con aceites vegetales

51

grasos, generalmente se acepta una vida media del producto de un año.

NOTA: Es importante saber que ciertas superficies (muebles, plásticos, barnices), pueden verse seriamente afectados por el contacto con un aceite esencial o esencia, por lo que conviene extremar las precauciones y evitar su contacto.

Formas de uso de los aceites esenciales

Es importante conocer el concepto de «portador» o «vehicular» para aplicar la Aromaterapia. En inglés se utiliza el término «carrier», muy expresivo de la función que realizan algunos «portadores» o «vehiculares», como se denominan habitualmente en la bibliografía especializada.

La idea es que el vehículo portador permite que el aceite esencial se ponga en contacto con el cuerpo de una persona. Es fácil entenderlo con los aceites de masaje: el aceite vegetal graso en el que diluimos el aceite esencial, es el vehículo o portador para que penetre en el organismo.

Pero no sólo los aceites grasos son portadores, hay otros vehículos como el aire o el agua.

FORMAS DE PENETRACIÓN DE LOS ACEITES ESENCIALES EN EL CUERPO HUMANO		
APLICACIÓN	INTERFAZ*	USO RECOMENDADO
Inhalación	Respiratorio	Común / Med.
Piel	Cutáneo	Común / Med.
Ingestión	Digestivo	Médico
Genitales	Genitourinario	Médico
Oído	—	Médico
Ojos	—	Médico

_____

* INTERFAZ: Regiones a cuyo nivel el organismo realiza intercambios con el medio exterior.

En el siguiente esquema vemos las distintas aplicaciones de los vehículos en función del interfaz que se trabaja.

APLICACIONES

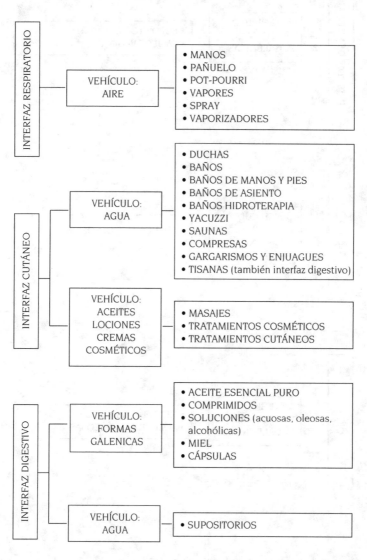

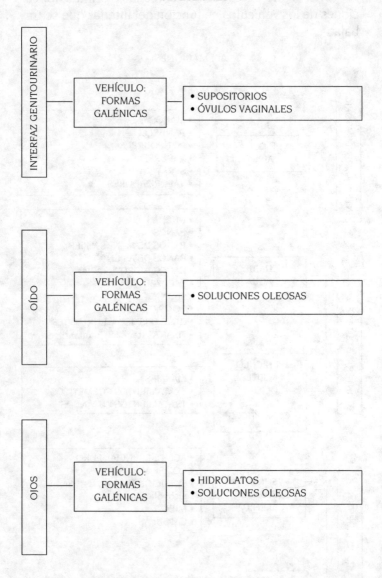

En el siguiente gráfico, podemos ver que cada tipo de aplicación tiene un mejor o peor resultado en función del interfaz usado. En una escala del 1 al 4, expresamos cada concepto según su cuantía.

Interfaz	Cantidad	Energía	Selectividad		Velocidad	Durac.
			T. individual	S. toxicología	Penetración	Efecto
Cutáneo	4	3	2	1-3	1-3	3
Respirat.	1	4	3	1-4	4	1
Digestiv.	2	1-3	1-2	3	1-4	1

— CANTIDAD: Dosis que pueden suministrarse, individuales y en el tratamiento completo en general.

— ENERGÍA: Porcentaje de formas ionizadas que aparecen con la utilización de cada uno de los interfaces.

— SELECTIVIDAD: Abanico de aceites esenciales utilizables según el interfaz. La tolerancia individual responde al criterio olfativo-gustativo e idiosincrásico. Según la toxicología, indica las restricciones impuestas por la elección de la dosis de aceites esenciales tóxicos para el interfaz usado.

— VELOCIDAD DE PENETRACIÓN: Indica la rapidez con que las moléculas aromáticas pasan al medio interior en función de los distintos interfaces.

— DURACIÓN DEL EFECTO: Muestra la exposición en el tiempo de acción de los aceites esenciales en función de las distintas vías de administración.

Interfaz respiratorio

A través de nuestro sentido del olfato captamos las moléculas aromáticas que tienen un efecto extremadamente importante sobre el ser humano. (Ver gráfico de acción.)

En efecto, los aromas (naturales y artificiales), influyen poderosamente sobre nuestra conducta y pueden desen-

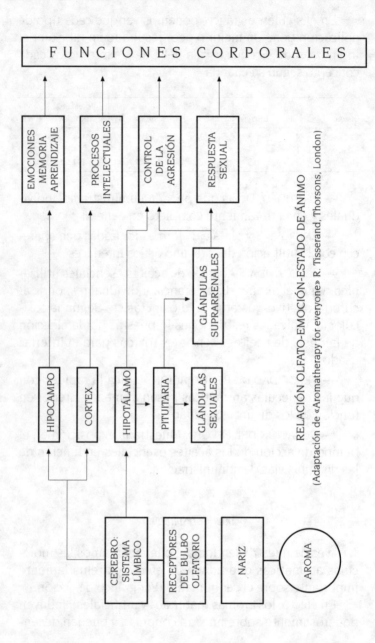

FUNCIONES CORPORALES

EMOCIONES MEMORIA APRENDIZAJE

PROCESOS INTELECTUALES

CONTROL DE LA AGRESIÓN

RESPUESTA SEXUAL

HIPOCAMPO

CORTEX

HIPOTÁLAMO

PITUITARIA

GLÁNDULAS SUPRARRENALES

GLÁNDULAS SEXUALES

CEREBRO: SISTEMA LÍMBICO

RECEPTORES DEL BULBO OLFATORIO

NARIZ

AROMA

RELACIÓN OLFATO-EMOCIÓN-ESTADO DE ÁNIMO
(Adaptación de «Aromatherapy for everyone» R. Tisserand, Thorsons, London)

cadenar todo tipo de reacciones emocionales y psicosomáticos.

Indicaciones: rinitis, sinusitis, faringitis, traqueitis, bronquitis, bronquiolitis, infecciones alveolares, neumonías, complicaciones del enfisema, etc. Inducción a estados de relajación profunda (muy útiles en los tratamientos de desintoxicación de toxicómanos).

Hay distintos sistemas de difusión, desde las simples bombas de acuario a sofisticados difusoresionizadores eléctricos. Estos últimos son los más eficaces y recomendables, ya que un buen sistema de difusión permite que una sola gota de aceite esencial multiplique por mil su superficie de contacto, constituyendo un muy eficaz tratamiento de aromaterapia.

Las lámparas que queman el aceite esencial, desde mi punto de vista, deben limitarse al uso de ambientador, pero no son adecuadas para tratamientos. Además está el riesgo que supone tener una sustancia muy volátil cerca de una llama y la descomposición cierta que sufren los aceites esenciales calentados a altas temperaturas.

PRECAUCIÓN: Las personas alérgicas deberán abstenerse de usar la aromaterapia a través del interfaz respiratorio.

Las aplicaciones «caseras» de este interfaz son:

— MANOS: En caso de emergencia, podemos difundir el aceites esenciales poniendo unas gotas en las manos y agitándolas en el aire.

— PAÑUELO: Un par de gotas de aceites esenciales en un pañuelo de papel o una bola de algodón son un sistema rápido y eficaz de poder inhalarlos.

— «POT-POURRI»: Si se dispone de flores y plantas secas, pueden hacerse atractivos y naturales pot-pourris que proporcionarán buen olor y belleza a la casa. Huir de los preparados artificiales, llenos de colores y esencias sintéticas muy agresivas que producen más de un dolor de cabeza. La dosis de aceites esenciales a emplear es a gusto del consumidor.

— VAPORES: Los vapores medicinales de eucalipto o pino se han usado siempre para los problemas respiratorios. Precaución con los ojos, algunos aceites esenciales pueden irritarlos (dosis: entre 2 y 4 gotas).

— SPRAYS: Los aceites esenciales se mezclan difícilmente con el agua, para usos domésticos pueden usarse las aguas destiladas de las plantas (hidrolatos) en vaporizadores de vidrio. Dan muy buenos resultados, como casi todas las cosas sencillas. Pueden usarse para ambientar, limpiar estancias, crear ambientes e inducir a determinados estados mentales y espirituales de bienestar (gama de preparados bioenergéticos KIOMDERM, información en pág. 137).

Interfaz cutáneo

Las moléculas de los aceites esenciales penetran rápidamente en la piel a través de los folículos pilosos y las glándulas sudoríparas, llegando a los vasos capilares y pasando al cuerpo a través del sistema circulatorio. La piel, sin duda el órgano más grande e importante del cuerpo, es el interfaz más usado para aplicar la aromaterapia, ya que permite:

— aplicar dosis más altas de aceites esenciales,
— la penetración del aceite esencial es progresiva, no se absorbe inmediatamente, la piel «modula» la entrada,
— el rechazo olfativo de aceites peligrosos para la piel (los fenoles y aldehidos, irritantes, han de utilizarse diluidos),

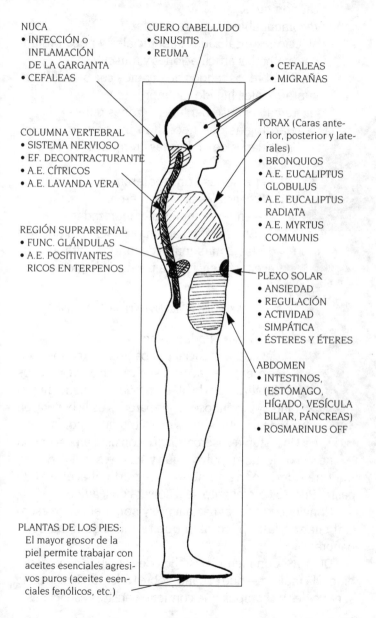

NUCA
• INFECCIÓN o
  INFLAMACIÓN
  DE LA GARGANTA
• CEFALEAS

CUERO CABELLUDO
• SINUSITIS
• REUMA

• CEFALEAS
• MIGRAÑAS

COLUMNA VERTEBRAL
• SISTEMA NERVIOSO
• EF. DECONTRACTURANTE
• A.E. CÍTRICOS
• A.E. LAVANDA VERA

TORAX (Caras anterior, posterior y laterales)
• BRONQUIOS
• A.E. EUCALIPTUS
  GLOBULUS
• A.E. EUCALIPTUS
  RADIATA
• A.E. MYRTUS
  COMMUNIS

REGIÓN SUPRARRENAL
• FUNC. GLÁNDULAS
• A.E. POSITIVANTES
  RICOS EN TERPENOS

PLEXO SOLAR
• ANSIEDAD
• REGULACIÓN
• ACTIVIDAD
  SIMPÁTICA
• ÉSTERES Y ÉTERES

ABDOMEN
• INTESTINOS,
  (ESTÓMAGO,
  HÍGADO, VESÍCULA
  BILIAR, PÁNCREAS)
• ROSMARINUS OFF

PLANTAS DE LOS PIES:
  El mayor grosor de la
  piel permite trabajar con
  aceites esenciales agresivos puros (aceites esenciales fenólicos, etc.)

— si los aceites son de calidad, las reacciones alérgicas son raras.

Es recomendable usar este interfaz en:

— afecciones localizadas superficiales y poco profundas, como las articulaciones y músculos,

— actúa sobre los tejidos de órganos cercanos (plexo, suprarrenales hígado, pulmón, etc.),

— sistema nervioso periférico y zonas reflejas,

— patologías que necesitan introducir grandes cantidades de moléculas aromáticas en el organismo,

— personas con intolerancia a los aceites esenciales por vía interna,

— niños y mujeres embarazadas.

En el gráfico adjunto se señalan algunas de las zonas más adecuadas para aplicar aceites esenciales a través de la piel.

Vehículos utilizados en el interfaz cutáneo

BAÑOS: Podemos aplicar entre 6 y 10 gotas del aceite esencial por bañera. Como los aceites esenciales no se disuelven en agua, si no los solubilizamos de algún modo, se quedarán flotando y pegándose en las paredes de la bañera, en lugar de ser absorbidos en su totalidad por la piel.

Un sistema casero y eficaz, consiste en hacer una mezcla de leche en polvo, agua y aceite esencial, de forma que quede perfectamente integrado el aceite en la pasta. Puesto bajo el grifo se disolverá enseguida.

Conviene usar el agua caliente y poner el aceite esencial cuando falte poco para que termine de llenarse la bañera.

DUCHAS: Con menos posibilidades de aplicación —debido a la rapidez— que el baño, sobre todo pueden hacerse servir geles y champús que contienen aceites esenciales.

BAÑOS DE PIES Y MANOS: En problemas locales (como pie de atleta y otros), un baño de unos diez minutos con 6-8 gotas de aceite esencial.

BAÑOS DE ASIENTO: Se utilizan en problemas como hemorroides, cicatrices del post-parto, infecciones genitales, etc. El aceite esencial de árbol del té (Malaleuca alternifolia) es muy adecuado para estos usos ya que no agrede los tejidos ni las mucosas. Una dosis de 4 gotas durante diez minutos, es adecuada. Para cicatrices, pueden ponerse 2 gotas de aceite esencial de lavanda vera y 2 gotas de ciprés.

Para las hemorroides, sustituir el ciprés por menta piperita.

«JACUZZIS» Y BAÑOS DE HIDROTERAPIA: El movimiento continuo de agua permite que las moléculas de los aceites esenciales se dispersen fácilmente. Normalmente se usan entre 6 y 10 gotas por persona.

Precaución: Estos sistemas no pueden utilizar aceites vegetales (las bombas por donde pasa el agua constantemente se deteriorarían), por lo que es necesario solubilizar los aceites esenciales inmediatamente.

SAUNAS: Podemos usar aceites esenciales en el agua que se echa sobre las piedras calientes. Los más utilizados son: pino (desinfectante), eucaliptus (expectorante) y menta (excelente para desbloquear las fosas nasales). Con 2 gotas será suficiente.

COMPRESAS: Sirven para problemas muy habituales, como picaduras de insectos, dolores artríticos, dolores de estómago, dolores menstruales, dolores de cabeza, torceduras, varices, etc. Las compresas frías son adecuadas en problemas de tipo inflamatorio y las calientes en dolores. El mejor tejido es el de algodón, La dosis de aceite esencial, entre 2 y 8 gotas (según la extensión de la zona).

GARGARISMOS: Los aceites esenciales son muy efectivos para tratar la afonía. Hacer gargarismos con aceite esencial de manzanilla romana, sándalo Mysore, geranio o ciprés —dos gotas en un vaso de agua—. También pueden usarse para enjuagues bucales.

TISANAS: Es clásico el empleo de tisanas como un sano placer o por sus propiedades medicinales. Los aceites esenciales son susceptibles de formar parte de las composiciones herbales, por ejemplo, el famoso té inglés «Earl Grey Tea», contiene aceite esencial de bergamota que le confiere un sabor delicioso. Pueden ponerse 2 gotas de aceite esencial por litro de infusión, nunca sobre la taza ya preparada.

Precaución: No usar absolutos ni resinoides, pueden ser tóxicos por vía interna.

Aceites vegetales grasos, lociones y cremas

Los aceites vegetales grasos con el vehículos más utilizado para aplicar la aromaterapia.

Por sus características, tienen una total afinidad con los aceites esenciales y la piel humana, diluyéndolos perfectamente.

Cada aceite vegetal tiene características y propiedades distintas.

En aromaterapia, NUNCA SE USAN ACEITES MINERALES (como los típicos de bebé), porque no son buenos portadores; en efecto, los aceites minerales no se absorben por la piel, lo que impide el paso de los aceites esenciales.

Pueden usarse en el baño y en fricciones, pero su auténtico y mejor campo de acción está en el masaje. La cantidad necesaria para un masaje depende de la zona a trabajar y de lo velluda que sea la persona (el pelo es el «canal» por el que pasa el aceite), cuando se trabaja con aceites vegetales de calidad suelen emplearse pequeñas cantidades debido a su extraordinario rendimiento.

Algunos de los aceites más empleados son:

Almendras dulces, aguacate, avellana, albaricoque, borraja, caléndula, cacahuete, coco, germen de trigo, germen de maíz, girasol, hipérico, macadamia, oliva, onagra, pepita de uva, rosa mosqueta, sésamo, soja, zanahoria y yoyoba.*

¿Cómo se prepara un aceite de masaje?

En una botella de 100 ml. de vidrio, ponemos entre 30 y 40 gotas de aceite esencial (o la cantidad necesaria, según el tratamiento) y el resto de la botella se llena con aceite vegetal, dejando un pequeño espacio de aire para permitir que se mezcle bien el contenido. Agitar durante un par de minutos hasta que el aceite esencial y el aceite vegetal estén bien mezclados.

Algunos autores consideran que el aceite de germen de trigo, por su contenido en vitamina E, es un buen antioxidante que, añadido entre un 5 y un 20% a la mezcla, permitirá mejor su conservación. Es cierto, pero en ocasiones, insuficiente; yo personalmente complemento mis fórmulas además con vitamina E y extractos vegetales con propiedades antioxidantes.

¿Cómo se preparan las lociones y cremas de masaje?

Las lociones y cremas son emulsiones de agua y aceites o grasas. No son fáciles de realizar en casa, por lo que resulta mucho más sencillo emplear una loción o crema neutras que sirvan de base para añadir los aceites esenciales. La base de una loción es la misma que la de una crema, pero con mayor contenido de agua, dándole mayor fluidez y ligereza.

En aromaterapia no se usa cualquier tipo de crema o loción —mejor dicho, no debería usarse...—. Las ideales son aquellas que cumplan los siguientes requisitos: origen vegetal, sin componentes derivados de aceites minerales o animales, que sean bien absorbidas por la piel sin dejar restos grasos. En mi caso, y al no encontrarlas hace años en nuestro país, tuve la suerte de formular emulsiones muy buenas y efectivas y de ser además las primeras en comercializarse sin conservantes químicos en España, gracias a los extractos vegetales que les dan una vida más larga.

Las cantidades de aceite esencial a emplear son las mismas que en aceite de masaje, unas 30 ó 40 gotas por cada 100 ml de producto, que mezclaremos con la ayuda de una varilla de vidrio o una espátula que previamente habremos desinfectado con alcohol de 96 grados —para evitar contaminar el producto—, hasta su completa y perfecta dispersión en la crema o loción. Hay que observar un especial cuidado en la higiene: por ejemplo, en el envase que vayamos a utilizar para envasar una crema o loción, debemos limpiar y desinfectar perfectamente el envase, el obturador y el tapón (podemos hervirlos o higienizarlos con alcohol de 96 grados y, posteriormente, secarlos con papel absorbente). En la pág. 143 se relaciona una serie de proveedores de aceites, bases, envases y otros productos para la aromaterapia.

Los cosméticos y la aromaterapia

Hay una línea de trabajo —llamada por algunos «Escuela Anglosajona»— que aplica la aromaterapia principalmente a través de la esteticista. Las formas cosméticas nos permiten aplicar algunas formas de aromaterapia, como las orientadas a la higiene y belleza, así como al masaje. Cremas, lociones, aceites, tónicos, leches, champús, geles de baño, etc., son algunas de las formas más utilizadas.

Los cosméticos deben reunir ciertos requisitos para ser óptimos en aromaterapia:

— estar formulados con productos naturales y de origen natural que no provengan del sacrificio de animales;

— estar exentos de productos químicos agresivos como conservantes, colorantes, antioxidantes y perfumes;

— siempre que sea posible, deberían utilizar materias primas de origen biológico;

— cuidarán el entorno con envases reciclables y procesos de fabricación no contaminantes.

Estos puntos, muy sencillos, pueden ser un primer paso en la escala de la calidad ecológica que tanto necesita este mercado.

Las personas que decidan elaborar sus productos en casa han de observar precauciones —sobre todo de conservación— con mascarillas vegetales y emulsiones sencillas, vigilar que los ingredientes no estén contaminados y usarlos en el menor tiempo posible.

Las personas que salgan al campo y corten plantas aromáticas, deben ser conscientes de que no pueden «esquilmar» zonas enteras. Es recomendable tomar una pequeña parte de la planta (no entera), por supuesto no arrancarla, sino cortarla con cuidado, y aunque cueste más trabajo, ampliar mucho la zona de recolección para no ejercer una presión excesiva en un punto. Lo mejor es cultivar las propias plantas que queramos utilizar.

El interfaz digestivo

Éste es un interfaz para aplicar la aromaterapia desde el campo médico. El aparato digestivo —desde la boca al ano— es la principal fuente de trastornos que afectan al interfaz cutáneo y respiratorio. De forma intuitiva, se dice que la piel refleja el estado interior, y es cierto.

El tipo de vida moderno, con una alimentación muy desequilibrada —generalmente— y el mal uso de antibióticos, afectan muy negativamente al equilibrio de la flora intestinal, básico para el buen funcionamiento del sistema inmunológico. Los aceites esenciales permiten reestablecer dicho equilibrio y son selectivos como antibióticos naturales respetando lo microorganismos beneficiosos y eliminando los patógenos. Como pueden actuar positivamente sobre dicho equilibrio, se aplican con éxito desde la perspectiva de los diferentes «terrenos» en los que se desarrollan algunas enfermedades, ya que pueden modificarlos (medicina del terreno).

Algunos aceites esenciales son difíciles de aplicar de otro modo que no sea la ingestión (por ejemplo, los de especias).

La seriedad, complejidad y responsabilidad que requieren los tratamientos por vía interna con aceites esenciales, sólo los hacen recomendables a los médicos o personal sanitario muy cualificado, o a aromaterapeutas que trabajen con médicos.

Las principales indicaciones de este interfaz son:
— Enfermedades graves.
— Enfermedades y problemas de los tejidos y órganos digestivos.
— Afecciones hepáticas y urinarias.
— Afecciones del bajo vientre (vía rectal).
— Tratamientos largos.

— Acción rápida (vía sublingüal).

— Personas con intolerancia a los aceites esenciales vía cutánea o respiratoria.

Vehículos utilizados: Siempre son formas galénicas o preparaciones caseras como los «mielatos». Por vía rectal, se prohíbe el uso de aceites esenciales puros. El efecto es muy potente ya que los aceites esenciales se absorben por las venas hemorroidales, que abocan en la vena cava inferior, evitando el paso por el circuito hepático, y eliminándose en los bronquios.

El interfaz genito-urinario

Este interfaz también está reservado al personal médico. A través de supositorios y óvulos vaginales, pueden tratarse dolencias como vulvitis, vaginitis, metritis, etc. El hombre puede beneficiarse del tratamiento de infecciones prostáticas con inyecciones intra-uterales.

El oído

Reservado al personal médico. Se utilizan soluciones oleosas de aceites esenciales en dosis de 1-3 gotas por oreja. Por ejemplo, el aceite esencial de Lavandula stoechas —cantueso— al 5% en un excipiente oleoso, es bueno para disolver los tapones de cerumen. Las otitis muy dolorosas, pueden tratarse con aceites esenciales muy suaves, como la lavanda vera en estado puro (una gota por oído) de forma excepcional.

El ojo

Para hacer baños oculares, los hidrolatos son útiles en el tratamiento de conjuntivitis (manzanilla romana, hipérico, mirto). Las mezclas oleosas de aceites esenciales no agresivos podrán usarse en determinados tratamientos. Como es obvio, estas aplicaciones también se reservan sólo al uso médico.

Precauciones básicas a tener en cuenta en el uso de los aceites esenciales

1. Elegir solamente productos de máxima calidad —aceites esenciales y esencias puros al 100 %— y evitar las «esencias», aunque se denominen «naturales».

2. Jamás inyectar —intramuscular, intravenosa— aceites esenciales puros, pueden causar trastornos muy graves.

3. Personas que presenten alergias (terreno alérgico) conocidas o predisposición genética a padecerlas, han de usar con mucha prudencia los aceites esenciales, sobre todo a nivel respiratorio y digestivo.

4. Los aceites esenciales ricos en fenoles (orégano, ajedrea, tomillo, clavo) o aldehído cinámico (corteza de canela) son muy agresivos. No utilizar nunca (tanto en uso interno como uso externo) en estado puro. Han de diluirse adecuadamente (aceite, alcohol, etc.) para evitar quemaduras.

5. La ingestión de aceites esenciales y todos los tratamientos por vía interna están reservados al criterio y prescripción médica.

6. Ningún aceite esencial —sin excepciones— debería ser aplicado en estado puro en las partes más sensibles de la piel como las zonas genitales, ano, axilas, cutis, canal auricular y pliegue ingüinal.

7. Los aceites esenciales ricos en cetonas (hisopo, lavanda stoechas, romero con alcanfor, salvia officinalis,

tuya, etc.) deben reservarse al uso externo, aplicarse sólo bajo criterio médico y no utilizarse de forma incontrolada, ya que las cetonas pueden producir convulsiones, y en grandes dosis, coma y muerte.

8. Cuando se trabaja con aceites esenciales, ha de tenerse siempre cerca algodón y aceite vegetal graso (almendra, avellana, oliva, sésamo, etc.), ya que pueden ser muy útiles si:

— el aceite esencial cae en los ojos: verter aceite vegetal directamente sobre el ojo para diluir el aceite esencial, pasar un algodón empapado en aceite vegetal para eliminarlo;

— el aceite esencial cae en una zona sensible: la misma operación;

— se aplica un aceite esencial puro sobre la piel muchas veces, poner aceite vegetal después disminuirá la irritación o resecamiento de la piel.

9. En el baño, no echar nunca aceite esencial puro en el agua, ya que no se disuelve y queda flotando: mezclarlo con leche en polvo.

10. En caso de ingestión involuntaria de un aceite esencial puro, tomar entre 1 y 10 cucharadas de aceite vegetal para reducir la irritación en las mucosas digestivas.

En el caso de ingerir una dosis muy alta involuntariamente:

1) Ingerir muchas cucharadas de aceite vegetal graso.

2) Hacer vomitar (si es posible).

3) Hospitalizar en urgencias a la persona para que le realicen un lavado de estómago o los cuidados médicos que precise.

11) No exponerse al sol después de aplicarse aceites esenciales fotosensibilizantes (bergamota, cítricos en general).

12) En el embarazo, los aceites esenciales cetónicos son muy peligrosos; los demás aceites esenciales deben utilizarse con mucha prudencia, diluidos, en uso externo o en baños aromáticos relajantes. Las terapias con aceites esenciales deben realizarse con profesionales cualificados y personal médico.

13) Para los niños, deberán diluirse mucho los aceites esenciales y no dejarlos a su alcance.

14) Mantener los aceites esenciales lejos de la luz y del calor.

15) Evitar cualquier forma de automedicación, el lector no profesional debe entender la necesidad de acudir a un médico para cualquier tratamiento terapéutico que precise, dada la complejidad y profesionalidad que requiere un buen diagnóstico y prescripción.

Guía de aplicaciones terapéuticas de los aceites esenciales

La presente guía ofrece información rigurosa sobre la composición y efectos terapéuticos de las más importantes esencias, aceites esenciales y bálsamos que se utilizan y pueden conseguirse con relativa facilidad actualmente.

Esta información va dirigida, principalmente, al profesional médico, por lo que se utiliza su terminología. No obstante, las personas interesadas y no profesionales pueden encontrar indicaciones para usos cotidianos. He puesto especial cuidado en la selección de los más eficaces preparados aromáticos, eliminando aquellos de los que puede prescindirse utilizando otros más versátiles, económicos, o fáciles de encontrar y señalando algunos por su curiosidad o propiedades. Sólo se habla de los tóxicos y peligrosos, para advertir de sus propiedades ya que pueden encontrarse con relativa facilidad.

Primero se da la denominación común en castellano, la denominación botánica, la familia botánica a que pertenece la planta, la parte de la planta utilizada para obtener el extracto, el quimiotipo (si existe), los principales componentes químicos, y en algunos casos, las dosis orientativas de aplicación.

Las propiedades nos indican las características terapéuticas generales, mientras que las indicaciones señalan las dolencias que pueden tratarse.

Las señales (****) indican la efectividad de cada producto. Cuatro señalan máxima efectividad, tres gran efectividad, dos efectividad media y una, efectividad básica.

Las contraindicaciones, de gran importancia para evitar accidentes, señalan los principales riesgos y precauciones a tener en cuenta.

Por último, los comentarios ayudan a tener mayor información específica que he considerado de interés, sobre ese compuesto aromático.

Puede observarse que no necesariamente coinciden las propiedades de las plantas según la fitoterapia con las de sus aceites esenciales.

ALBAHACA
BASILIC EXÓTICA

NOMBRE COMÚN: **ALBAHACA-BASILIC EXÓTICA**

DENOMINACIÓN BOTÁNICA: **OCINUM BASILICUM. VAR. BASILICUM**

FAMILIA: Lamiáceas

PARTE UTILIZADA: Sumidades floridas

CHEMOTYPE: ———

PRINCIPALES COMPONENTES QUÍMICOS: Metylchavicol

DOSIS ORIENTATIVAS: 0, 1-0, 2%.

PROPIEDADES:
- Positivante
- Antiespasmódico potente, neurorregulador (acción a nivel del bulbo raquídeo y del simpático) ****
- Antiinflamatorio (inflamaciones de origen infeccioso) **
- Antálgico **
- Descongestionante venoso y prostático *
- Antiinflamatorio, antiviral potente, antibacteriano

INDICACIONES:
- Aerofagias,*** aerogastrias, gastritis, insuficiencias pancreáticas (digestivas), hepatitis virales, mareos (transportes), espasmos gastroentéricos.***
- Prostatitis (congestivas),* infecciones urinarias.
- Encefalitis virales, neuritis virales, esclerosis en placas, poliomielitis, espasmofilia,*** nerviosismo, temblores, ansiedad,** ciertas depresiones, astenias (fatiga cerebral o después de episodios infecciosos).***
- Infecciones virales (zonas tropicales).**
- Trastornos circulatorios venosos, varices.*
- Poliartritis reumatoides.

CONTRAINDICACIONES: Desconocidas en dosis normales.

COMENTARIOS: -

ALBAHACA BASILIC «GRAND VERT»

NOMBRE COMÚN: **ALBAHACA-BASILIC «GRAND VERT»**
DENOMINACIÓN BOTÁNICA: **OCINUM BASILICUM. VAR. «GRAND VERT»**
FAMILIA: Lamiáceas
PARTE UTILIZADA: Suminades floridas
CHEMOTYPE: ———
PRINCIPALES COMPONENTES QUÍMICOS: Linalol, cineol, estragol
DOSIS ORIENTATIVAS: 0, 1-0, 2%.
PROPIEDADES:
    – Antiespasmódico potente.****
    – Antiinfeccioso.**
INDICACIONES:
    – Colitis espasmódicas,*** enterocolitis infecciosas, espasmofilia.
CONTRAINDICACIONES: Desconocidas en dosis normales.
COMENTARIOS: -
- -
- -
- -

ABEDUL

NOMBRE COMÚN: **ABEDUL**
DENOMINACIÓN BOTÁNICA: **BETULA ALLEGHANIENSIS B.**
FAMILIA: Betulaceas
PARTE UTILIZADA: Corteza
CHEMOTYPE: ———
Principales componentes químicos: Salicilato de metilo 99%.
DOSIS RECOMENDADAS:
PROPIEDADES:
    – Negativante.
    – Anriespasmódico.***
    – Antiinflamatorio.**
    – Hepatoestimulante.*
INDICACIONES:
    – «Reumatismos» musculares, tendinitis, rampas, artritis, epicon-
      dilitis.***
    – Pequeñas insuficiencias hepáticas.*
    – Hipertensión, cefaleas.*
CONTRAINDICACIONES: Desconocidas en dosis normales.
COMENTARIOS: -
- -

ANGÉLICA RAÍCES

NOMBRE COMÚN: **ANGÉLICA RAÍCES**

DENOMINACIÓN BOTÁNICA: **ANGÉLICA ARCHANGELICA L.**

FAMILIA: Apiáceas

PARTE UTILIZADA: Raíces

CHEMOTYPE: ———

PRINCIPALES COMPONENTES QUÍMICOS: Monoterpenos, 73%, cumarinas, 2%.

DOSIS RECOMENDADAS: 0,03 - 0,04%. Recomendado sólo a terapeutas cualificados.

PROPIEDADES:
- Sedativo (ansiedad y espasmos abdominales).***
- Eupéptico, carminativo.*
- Anticoagulante.**

INDICACIONES:
- Enterocolitis espasmódica,* flatulencias,* ansiedad,*** fatiga nerviosa,** insomnio,*** trastornos del sueño.**

CONTRAINDICACIONES:
- Fotosensibilización en uso externo debido a su contenido en furocumarinas (puede usarse localmente en temporadas cortas).

COMENTARIOS: -

ANGÉLICA SEMILLAS

NOMBRE COMÚN: **ANGÉLICA SEMILLAS**

DENOMINACIÓN BOTÁNICA: **ANGÉLICA ARCHANGELICA L.**

FAMILIA: Apiáceas

PARTE UTILIZADA: Semillas

CHEMOTYPE: ———

PRINCIPALES COMPONENTES QUÍMICOS: Monoterpenos y cumarinas.

DOSIS RECOMENDADAS: 0,03 - 0,04%. Recomendado sólo a terapeutas cualificados.

PROPIEDADES:
- Pequeñas dosis: Tónico excitante, carminativo.**
- Dosis mayores: Sedativo.*

INDICACIONES:
- Dispepsias, colitis.**
- Ansiedad.*

CONTRAINDICACIONES:
- Fotosensibilización en uso externo debido a su contenido en furocumarinas (puede usarse localmente en temporadas cortas).

COMENTARIOS: -

APIO
SEMILLAS

NOMBRE COMÚN: **APIO SEMILLAS**

DENOMINACIÓN BOTÁNICA: **APIUM GRAVEOLENS L. VAR. DULCE.**

FAMILIA: Apiáceas

PARTE UTILIZADA: Semillas

CHEMOTYPE: ———

PRINCIPALES COMPONENTES QUÍMICOS: Limoneno, beta-selineno.

DOSIS RECOMENDADAS:

PROPIEDADES:
- Tónico,*** neurotónico, miotónico, eupéptico, sedativo,*** estimulante hepatocitario (drenaje),*** descongestionante venoso,* antipigmentario.**

INDICACIONES:
- Astenia,** ansiedad,* pequeñas insuficiencias hepato-renales seguidas de infecciones,*** hemorroides,* manchas pigmentarias.**

CONTRAINDICACIONES: Desconocidas.

COMENTARIOS: -

ÁRBOL DEL TÉ
TEA TREE - TI TREE

NOMBRE COMÚN: **ÁRBOL DEL TÉ - TEA TREE OIL**

DENOMINACIÓN BOTÁNICA: **MELALEUCA ALTERNIFOLIA (M & B)**

FAMILIA: Mirtáceas

PARTE UTILIZADA: Hojas

CHEMOTYPE: Terpineol-4

PRINCIPALES COMPONENTES QUIMÍCOS: Terpineol-4, P-cimeno.

DOSIS RECOMENDADAS: 10-15%.

PROPIEDADES:
- Positivante.
- Antiinfeccioso mayor, antibacteriano de amplio espectro, fungicida (cándidas), antiviral, antiparasitario (lamblias, ascaris, anquilostomas), antiséptico.
- Antiinflamatorio.
- Inmunoestimulante (aumenta las Ig A y Ig M bases, aumenta C_3 y C_4).
- Antiasténico,** tónico cardiaco (musculótropo ventricular), descongestionante venoso, flebotónico.
- Neurotónico (equilibrio), analgésico.
- Radioprotector.

INDICACIONES:
- Aftas, estomatitis, gingivitis, abceso dental (tratamiento local), úlceras bucales, piorreas; orofaringitis; enteritis, enterocolitis bacterianas,*** candidósicas,**** virales*** y parasitarias; apendicitis.
- Infecciones ORL: Otitis, rinofaringitis agudas, bronquitis purulentas, enfisemas.
- Infecciones genitales, vulvo-vaginitis candidósicas crónicas, vaginitis con tricomas, congestión ovárica.
- Circulación capilar cerebral lenta, fatiga cardiaca, hemorroides, varices, aneurismas.
- Astenia, agotamiento general y nervioso, depresión nerviosa, nerviosismo y temblores que se agravan durante la regla, frigidez,.
- Shock operatorio debido a la anestesia (preventivo).
- Quemaduras de radioterapia (preventivo).

CONTRAINDICACIONES: Desconocidas.

COMENTARIOS: -
- -
- -
- -

BÁLSAMO DE PERÚ

NOMBRE COMÚN: **BÁLSAMO DE PERÚ**

DENOMINACIÓN BOTÁNICA: **MYROXYLON BALSAMUM M. VAR. PEREIRAE K.**

FAMILIA: Papilionáceas

PARTE UTILIZADA: Oleorresina

CHEMOTYPE: ———

PRINCIPALES COMPONENTES QUIMÍCOS: (Bálsamo): benzoato de bencilo, cinamato de bencilo y de cinamilo.

DOSIS ORIENTATIVAS:

PROPIEDADES:
- Antiinfeccioso, antibacteriano,*** antiparasitario, antiséptico, anticatarral, expectorante.***
- Cicatrizante (estimulación del crecimiento de las células epiteliales), antipruriginoso.

INDICACIONES:
- Bronquitis agudas, crónicas y asmiformes,* tos, gripe, tuberculosis.
- Cistitis colibacil,** uretritis, pielitis, dermatosis parasitarias (sarna, pediculosis, tiña).***

CONTRAINDICACIONES: Uso cutáneo prolongado (dermatitis de contacto) uso interno (irritante).

COMENTARIOS: -

BÁLSAMO DE TOLU

NOMBRE COMÚN: **BÁLSAMO DE TOLU**

DENOMINACIÓN BOTÁNICA: **MYROXYLON BALSAMUM M.**

FAMILIA: Papilionáceas

PARTE UTILIZADA: Oleorresina

CHEMOTYPE: ———

PRINCIPALES COMPONENTES QUÍMICOS: (Bálsamo): ácidos benzoico y cinámico, esteres aromáticos, vainillina, nerolidol.

DOSIS ORIENTATIVAS:

PROPIEDADES:
- Anticatarral, expectorante, balsámico.***
- Antiséptico urinario.**
- Antiinflamatorio.*

INDICACIONES:
- Infecciones catarrales mucopurulentas crónicas, bronquitis crónicas, tos,*** neumonías, tuberculosis.***
- Cistitis, uretritis,*** prostatitis* (inflamaciones crónicas de las vías urinarias).

CONTRAINDICACIONES: Desconocidas, no usar externamente mucho tiempo.

COMENTARIOS: -

CAJEPUT

Nombre Común: **CAJEPUT**
Denominación Botánica: **MELALEUCA CAJEPUTII POW.**
Familia: Mirtáceas
Parte Utilizada: Hojas
Chemotype: ———
Principales Componentes Quimícos: 1,8 cineol, terpineol.
Dosis Orientativas: 0,8-1%.
Propiedades:
— Antiinfeccioso, antiséptico.**
— Anticatarral, expectorante.***
— Descongestionante venoso.**
— Hormon-Like.
— Protector cutáneo (radioprotector).**
Indicaciones:
— Varices, hemorroides.**
— Infecciones catarrales respiratorias.***
— Herpes genital,*** displasias de cuello.***
Contraindicaciones: Desconocidas, pero se recomienda prudencia en embarazadas.
Comentarios: -
- -

CANELA
CORTEZAS

NOMBRE COMÚN: **CANELA CORTEZAS - CANELA CEYLAN**

DENOMINACIÓN BOTÁNICA: **CINNAMOMUM VERUM PRESL.**

FAMILIA: Lauráceas

PARTE UTILIZADA: Corteza

CHEMOTYPE: ————

PRINCIPALES COMPONENTES QUIMÍCOS: Cinamaldehido, eugenol.

DOSIS ORIENTATIVAS: 0,5-1%. Uso recomendado sólo a terapeutas cualificados.

PROPIEDADES:
- Positivante.
- Antiinfeccioso y antibacteriano de largo espectro y acción potente, antiviral, fungicida (cándida, aspergillus), antiparasitario, antifermentativo, antiséptico.****
- Tónico, estimulante general, sexual y afrodisíaco, emenágogo (refuerza las contracciones uterinas),** respiratorio y nervioso (simpatotónico).
- Hiperemiante.***
- Anestesiante.*
- Anticoagulante ligero, fluidificante.

INDICACIONES:
- Piorreas alveolodentales, diarreas, disenterías, enterocolitis infecciosas y espasmódicas, fiebres tifoideas, verminosis, amibiasis, enterotoxemias del adulto, aerocolitis.****
- Leucorreas, vaginitis, oligomenorreas.**
- Impotencia funcional masculina.**
- Bronquitis, pleuresias.*
- Colibacilosis urinarias, cistitis bacterianas.***
- Infecciones y fiebres tropicales.***
- Somnolencia, astenias, depresiones.*

CONTRAINDICACIONES: Uso cutáneo (excepto si se aplica de forma localizada o en formas galénicas adecuadas), niños de menos de 5 años (dermocaústico), mujeres embarazadas.

COMENTARIOS: Muy adecuado para evitar el sueño en conductores con largas jornadas de trabajo (inhalaciones de cuando en cuando).

CANELA
HOJAS

NOMBRE COMÚN: **CANELA HOJAS - CANELA CEYLAN**

DENOMINACIÓN BOTÁNICA: **CINNAMOMUM VERUM PRESL.**

FAMILIA: Lauráceas

PARTE UTILIZADA: Corteza

CHEMOTYPE: Eugenol.

PRINCIPALES COMPONENTES QUIMÍCOS: Eugenol, aldehido cinámico.

DOSIS RECOMENDADAS: 1,6 -1,8%. Uso recomendado sólo a terapeutas cualificados.

PROPIEDADES:
- Positivante, antiinfeccioso y antibacteriano de amplio espectro y acción potente, antiviral, fungicida y antiparasitario.***
- Inmunoestimulante (aumenta las inmunoglobulinas A).***
- Estimulante general, neurotónico.**

INDICACIONES:
- Estomatitis, orofaringitis,**** enterocolitis,**** odontalgias,** cistitis,** salpingitis, *** rinofaringitis, bronquitis agudas graves,*** dolores de gota, reumatismos.

CONTRAINDICACIONES: Bebés, niños pequeños (dermocáustico, agresivo para las mucosas). Ninguna a dosis normales en los adultos (precaución por vía externa).

COMENTARIOS: -
- -

CANTUESO

NOMBRE COMÚN: **CANTUESO**

DENOMINACIÓN BOTÁNICA: **LAVANDULA STOECHAS L.**

FAMILIA: Lamiáceas

PARTE UTILIZADA: Sumidades floridas

CHEMOTYPE: ———

PRINCIPALES COMPONENTES QUIMÍCOS: Fenchona, alcanfor, cineol

DOSIS ORIENTATIVAS: Uso recomendado sólo a profesionales cualificados.

PROPIEDADES:
- Anticatarral, mucolítico.***
- Antiinfeccioso específico (pseudomas aeruginosa).***
- Cicatrizante.*
- Antiinflamatorio.*
- Tónico en pequeñas dosis.

INDICACIONES:
- Estomatitis, otitis serias,*** otitis bacterianas, llamas, eczema.*
- Bronquitis crónicas, sinusitis crónicas.*

CONTRAINDICACIONES: Bebés, niños (salvo diluciones auriculares), mujeres embarazadas (muy neurotóxico, abortivo).

COMENTARIOS: -
- -

CASIA

NOMBRE COMÚN: **CASIA**

DENOMINACIÓN BOTÁNICA: **CINNAMOMUM CASSIA L. NEES EX BLUME.**

FAMILIA: Lauráceas

PARTE UTILIZADA: Ramas y hojas

CHEMOTYPE: ————

PRINCIPALES COMPONENTES QUIMÍCOS: Aldehidos aromáticos, cumarinas, fenoles.

DOSIS RECOMENDADAS:

PROPIEDADES:
- Positivante
- Antiinfeccioso, antibacteriano potente y de gran espectro de acción (98% de las bacterias patógenas), antiviral, fungicida (cándida, aspergillus y productores de aflatoxinas), antiparasitario, antifermentativo y antiséptico.***
- Tónico y estimulante general, sexual, afrodisíaco, emenagogo (refuerza las contracciones uterinas),** respiratorio y nervioso (simpatotónico).
- Hiperemiante.***
- Anestesiante.*
- Anticoagulante, fluidificante.**

INDICACIONES:
- Piorreas alveolodentales, diarreas, disenterías, enterocolitis infecciosas y espasmódicas, fiebres tifoideas, verminosis, amibiasis y quistes amibianos, enterotoxemias del adulto.***
- Leucorreas, vaginitis, oligomenorreas.**
- Impotencia funcional masculina.**
- Bronquitis, pleuresias.*
- Colibacilosis urinarias, cistitis bacterianas.***
- Infecciones y fiebres tropicales.***
- Somnolencia, astenias, depresiones.*

CONTRAINDICACIONES: Uso cutáneo (excepto si se aplica de forma localizada o en formas galénicas adecuadas), niños de menos de 5 años (dermocáustico).

COMENTARIOS: -

CEDRO ATLAS

NOMBRE COMÚN: **CEDRO ATLAS**
DENOMINACIÓN BOTÁNICA: **CEDRUS ATLANTICA M.**
FAMILIA: Abietáceas
PARTE UTILIZADA: Madera
CHEMOTYPE: ———
PRINCIPALES COMPONENTES QUIMÍCOS: Sesquiterpenos, sesquiterpenoles, sesquiterpenonas.

DOSIS RECOMENDADAS: 3-5%. Recomendado sólo a profesionales cualificados.

PROPIEDADES:
  – Cicatrizante.
  – Regenerador arterial.*
  – Linfotónico,** lipolítico.***

INDICACIONES:
  – Arteriosclerosis,** celulitis,*** retenciones hidrolipídicas localizadas, *** bronquitis, tuberculosis, dermatosis, gonorreas.

CONTRAINDICACIONES: Bebés, mujeres embarazadas (neurotóxico, abortivo).

COMENTARIOS: -

ESTRAGÓN

NOMBRE COMÚN: **ESTRAGÓN**
DENOMINACIÓN BOTÁNICA: **ARTEMISIA DRACUNCULUS L.**
FAMILIA: Asteráceas o compuestas
PARTE UTILIZADA: Hierba florida
CHEMOTYPE: ———
PRINCIPALES COMPONENTES QUIMÍCOS: Metilchavicol, anetol, cumarinas

DOSIS RECOMENDADAS:

PROPIEDADES:
  – Positivante, antiespasmódico neuromuscular, *** antiinflamatorio,* antiinfeccioso,*** antiviral,*** antibacteriano, antifermentativo, antialérgico.**

INDICACIONES:
  – Aerofagia, colitis inflamatorias y espasmódicas,***
  – Dismenorreas, dolores premenstruales.***
  – Espasmofilias.***
  – Neuritis, ciáticas.

CONTRAINDICACIONES: Desconocidas. Precaución vía interna.

COMENTARIOS: -

BERGAMOTA

NOMBRE COMÚN: **BERGAMOTA**
DENOMINACIÓN BOTÁNICA: **CITRUS AURANTIUM L. SSP. BERGAMIA**
FAMILIA: Rutáceas
PARTE UTILIZADA: Corteza del fruto
CHEMOTYPE: ———
PRINCIPALES COMPONENTES QUÍMICOS: Monoterpenos, alcoholes aromáticos, alcoholes monoterpénicos, esteres terpénicos, aldehídos, cumarinas y furocumarinas.
DOSIS RECOMENDADAS: 0,5%.
PROPIEDADES:
    – Antiinfeccioso, antibacteriano, antiséptico.**
    – Tónico estimulante (en pequeñas dosis), estomacal.
    – Calmante, sedante,** antiespasmódico.**
INDICACIONES:
    – Inapetencias, aerocolitis,** meteorismos, colitis espasmódicas.*
    – Paludismo,* prúrito, heridas, dermatosis.
    – Hemorroides, insomnio.***
CONTRAINDICACIONES: Uso externo (muy fotosensibilizante).
COMENTARIOS: -

CEDRO
TEXAS

NOMBRE COMÚN: **CEDRO TEXAS**
DENOMINACIÓN BOTÁNICA: **JUNIPERUS MEXICANA S.**
FAMILIA: Cupresáceas
PARTE UTILIZADA: Madera
CHEMOTYPE: ———
PRINCIPALES COMPONENTES QUÍMICOS: Sesquiterpenos, sesquiterpenoles
DOSIS ORIENTATIVAS:
PROPIEDADES:
    – Descongestionante venoso, flebotónico.**
INDICACIONES:
    – Varices.
    – Hemorroides externas, hemorroides internas.**
CONTRAINDICACIONES: Desconocidas en dosis normales.
COMENTARIOS: -

CIPRÉS

Nombre Común: **CIPRÉS**

Denominación Botánica: **CUPRESSUS SEMPERVIRENSL. VAR. STRICTA**

Familia: Cupresáceas

Parte Utilizada: Ramas y hojas

Chemotype: ———

Principales Componentes Químicos: Monoterpenos, sesquiterpenos, sesquiterpenoles.

Dosis Orientativas: 1,3-1,5%.

Propiedades:
- Positivante, descongestionante venoso y linfático,*** descongestionante prostático,** tónico, neurotónico, enterotónico.*
- Antiinfeccioso, antibacteriano, antimicobacteriano.**

Indicaciones:
- Insuficiencias pancreáticas (exocrinas), intestino perezoso.
- Adenomas prostáticos,*** eneuresis,** tos bronquítica, tosferínica, tuberculosa, tuberculosis pulmonar, pleuresía,*** varices, hemorroides externas e internas, edemas de los miembros inferiores,*** astenia.

Contraindicaciones: Mastosis.

Comentarios: -

CITRONELA
VERBENA DE INDIAS

Nombre Común: **CITRONELA, CITRONELLE, VERBENA DE INDIAS**

Denominación Botánica: **CYMBOPOGON CITRATUS**

Familia: Poáceas

Parte Utilizada: Hierba

Chemotype: ———

Principales Componentes Químicos: Limoneno, neral, geranial, citronelal.

Dosis Orientativas: 1,8-2,2%.

Propiedades:
- Negativante.
- Tónico digestivo.**
- Vasodilatador.***
- Antiinflamatorio.**
- Sedativo.***

Indicaciones:
- Insuficiencias digestivas y hepáticas.**
- Celulitis,** artritis.*
- Distonias neurovegetativas.***

Contraindicaciones: Desconocidas, irritante en uso externo.

Comentarios: No confundir con Verbena Officinalis.

CITRONELA DE CEYLAN

NOMBRE COMÚN: **CITRONELA DE CEYLAN**

DENOMINACIÓN BOTÁNICA: **CYMBOPOGON NARDUS L.**

FAMILIA: Poáceas

PARTE UTILIZADA: Hierba

CHEMOTYPE: ———

PRINCIPALES COMPONENTES QUIMÍCOS: Geraniol, borneol, citronelol, aldehídos, ésteres, fenol metil-éteres.

DOSIS ORIENTATIVAS: 1,8-2,2%.

PROPIEDADES:
- Antiinfeccioso, antibacteriano,* antiséptico (aerosol), insectífugo (mosquitos).**
- Antiespasmódico.**
- Antiinflamatorio.**

INDICACIONES:
- Colitis espasmódicas, enterocolitis infecciosas.
- Dolores pélvicos.***
- Reumatismo, artritis.**

CONTRAINDICACIONES: Desconocidas en dosis normales.

COMENTARIOS: -

CITRONELA DE JAVA

NOMBRE COMÚN: **CITRONELA DE JAVA**

DENOMINACIÓN BOTÁNICA: **CYMBOPOGON WINTERIANUS J.**

FAMILIA: Poáceas

PARTE UTILIZADA: Hierba

CHEMOTYPE: Citronelal

PRINCIPALES COMPONENTES QUÍMICOS: Citronelal, alcoholes monoterpénicos

DOSIS ORIENTATIVAS: 1,8-2,2%.

PROPIEDADES:
- Antiinfeccioso.**
- Antiinflamatorio.***

INDICACIONES:
- Patologías infecciosas.**
- Patologías inflamatorias y reumáticas.***

CONTRAINDICACIONES: Desconocidas en dosis normales.

COMENTARIOS: -

CLAVO

NOMBRE COMÚN: **CLAVO**

DENOMINACIÓN BOTÁNICA: **EUGENIA CARYOPHYLLUS S.**

FAMILIA: Mirtáceas

PARTE UTILIZADA: Botón florido

CCHEMOTYPE: ———

PRINCIPALES COMPONENTES QUIMÍCOS: Eugenol, ésteres, sesquiterpenos

DOSIS ORIENTATIVAS: 2-3%.

PROPIEDADES:
- Antiinfeccioso, antibacteriano potente de amplio espectro,*** antiviral,*** fungicida,** antiparasitario,** antiséptico.
- Estimulante general,*** neurotónico, hipertensivo, afrodisíaco ligero.
- Cauterizante cutáneo, pulpar.
- Antitumoral (?).

INDICACIONES:
- Infecciones dentales, odontologías,*** amigdalitis,*** hepatitis virales,*** enterocolitis virales,*** colitis bacterianas, cólera, disenterías amibianas,** enterocolitis espasmódicas.***
- Cistitis, salpingitis, metritis.***
- Neuritis virales, neuralgias.*
- Zona, esclerosis en placas, poliomielitis, parasitosis cutáneas, sarna, acné infectado.
- Sinusitis, bronquitis, gripes, tuberculosis.**
- Paludismo, astenia psíquica e intelectual, fatiga excesiva,*** hipotensión, parto difícil.
- Irregularidades tiroideas.
- Cáncer, Hodgkin.
- Poliartritis reumatoide.

CONTRAINDICACIONES: Desconocidas en dosis normales (prudencia uso externo).

COMENTARIOS: -

COMBAVA

NOMBRE COMÚN: **COMBAVA**
DENOMINACIÓN BOTÁNICA: **CITRUS HYSTRIX DC.**
FAMILIA: Rutáceas
PARTE UTILIZADA: Corteza del fruto
CHEMOTYPE: ⸺
PRINCIPALES COMPONENTES QUIMÍCOS: Monoterpenos, sesquiterpenos, alcoholes terpénicos, esteres terpénicos, aldehídos terpénicos, cumarinas y furocumarinas.
DOSIS RECOMENDADAS: 0,6-0,8%.
PROPIEDADES:
  – Antiinfeccioso, antiséptico.
  – Descongestionante hepático, fluidificante biliar.
  – Hormon-Like.
INDICACIONES:
  – Congestión hepática, atonía vesicular.***
  – Astenia.
  – Insuficiencia ovárica, insuficiencia testicular.
CONTRAINDICACIONES: Uso externo (fotosensibilizante).
COMENTARIOS: -

COMINO

NOMBRE COMÚN: **COMINO**
DENOMINACIÓN BOTÁNICA: **CUMINUM CYMINUM L.**
FAMILIA: Apiáceas
PARTE UTILIZADA: Semillas
CHEMOTYPE: ⸺
PRINCIPALES COMPONENTES QUIMÍCOS: Cuminal
DOSIS ORIENTATIVAS:
PROPIEDADES:
  – Calmante, estupefaciente,*** analgésico y somnolítico en dosis altas.
  – Antiinflamatorio,** antiespasmódico.*
  – Tónico y estimulante digestivo, aperitivo,** carminativo.***
INDICACIONES:
  – Dispepsias, aerofagia, epigastralgias,*** aerocolitis, enterocolitis espasmódicas e inflamatorias,** hepatitis.
  – Insomnio,** hipotiroidismo,** artitis,* reumatismos.
  – Orquitis (paperas).
CONTRAINDICACIONES: En uso externo intensivo o sobre piel sensible.
COMENTARIOS: -

CONIZA

NOMBRE COMÚN: **CONIZA**
DENOMINACIÓN BOTÁNICA: **CONIZA CANADENSIS**
FAMILIA: Asteráceas
PARTE UTILIZADA: Planta
CHEMOTYPE: ————
PRINCIPALES COMPONENTES QUÍMICOS: Monoterpenos, sesquiterpenos,
  alcoholes terpénicos, esteres, lactonas.
DOSIS RECOMENDADAS: 6-8%.
PROPIEDADES:
  – Estimulante hepatopancreático.
  – Antirreumático.*
  – Antiespasmódico.**
  – Hormon-Like.*
INDICACIONES:
  – Insuficiencias hepatopancreáticas.*
  – Coronaritis,** reumatismos.**
  – Retrasos pubertarios (hombres y mujeres).**
CONTRAINDICACIONES: Desconocidas.
COMENTARIOS: -
- -

ENEBRO

NOMBRE COMÚN: **ENEBRO**
DENOMINACIÓN BOTÁNICA: **UNIPERUS COMMUNIS L. SSP. COMMUNIS**
FAMILIA: Cupresáceas
PARTE UTILIZADA: Ramas con bayas
CHEMOTYPE: ————
PRINCIPALES COMPONENTES QUÍMICOS: Monoterpenos, sesquiterpenos,
  ésteres terpénicos.
DOSIS ORIENTATIVAS: 1,3-1,5%.
PROPIEDADES:
  – Anticatarral, expectorante.**
  – Antiséptico.***
  – Diurético.*
  – Antirreumático.*
INDICACIONES:
  – Bronquitis, rinitis.**
  – Reumatismos.**
CONTRAINDICACIONES: Desconocidas. Cuidado por vía interna.
COMENTARIOS: La variedad Juniperus Communis L. Var. Montana, con
mayor contenido en esteres terpénicos, tiene propiedades antiinflamato-
rias u antiespasmódicas principalmente y carece de contraindicaciones.

ENEBRO
BAYAS

NOMBRE COMÚN: **ENEBRO BAYAS**

DENOMINACIÓN BOTÁNICA: **JUNIPERUS COMMUNIS L. SSP. COMMUNIS**

FAMILIA: Cupresáceas

PARTE UTILIZADA: Bayas

CHEMOTYPE: Terpineol

PRINCIPALES COMPONENTES QUÍMICOS: Alfa-pineno, terpineol

DOSIS ORIENTATIVAS: 0,2-1,6%.

PROPIEDADES:
- Antilitiásico.***
- Tónico estimulante digestivo y pancreático.**
- Antiinfeccioso.

INDICACIONES:
- Pequeñas insuficiencias hepatopancreáticas, litiasis biliares,*** enterocolitis infecciosas.**

CONTRAINDICACIONES: Desconocidas.

COMENTARIOS: -

ENELDO

NOMBRE COMÚN: **ENELDO**

DENOMINACIÓN BOTÁNICA: **ANETHUM GRAVEOLENS L.**

FAMILIA: Apiáceas

PARTE UTILIZADA: Semillas

CHEMOTYPE: ———

PRINCIPALES COMPONENTES QUÍMICOS: Monoterpenos (25-50%), mono-terpenonas (40-60%), cumarinas (hasta un 4%).

DOSIS ORIENTATIVAS: 1,3-1,5%. Recomendado sólo a terapeutas cualificados.

PROPIEDADES:
- Anticatarral, mucolítico.***
- Colágogo, colerítico.***
- Eupéptico,* anticoagulante.*

INDICACIONES:
- Bronquitis catarrales agudas.***
- Insuficiencias hepático-biliares, ** dispepsias.*
- Riesgo de infarto.*

CONTRAINDICACIONES: No usar en bebés, niños, mujeres embarazadas (neutóxico, abortivo).

COMENTARIOS: -

ESPLIEGO

NOMBRE COMÚN: **ESPLIEGO**
DENOMINACIÓN BOTÁNICA: **LAVANDULA LATIFOLIA M. CINEOLÍFERA**
FAMILIA: Lamiáceas
PARTE UTILIZADA: Sumidades floridas
CHEMOTYPE: ———
PRINCIPALES COMPONENTES QUÍMICOS: Linalol, cineol, alcanfor
DOSIS ORIENTATIVAS: 1-1,5%.
PROPIEDADES:
— Posotivante potente, anticatarral espectorante.***
— Antiinfeccioso, bactericida, viricida,*** fungicida, altálgico.
— Tónico general, cardiotónico,* citofiláctico.*
INDICACIONES:
— Rinitis, traqueitis y bronquitis virales, tos intermitente.***
— Quemaduras severas (en el momento).****
— Acné purulento, micosis (pie de atleta).*
— Enterocolitis virales,*** reumatismos, poliartritis reumatoides.*
— Neuritis, neuralgias, astenia.
CONTRAINDICACIONES: Desconocidas en dosis normales.
COMENTARIOS: -

EUCALIPTUS
EUCALIPTO

NOMBRE COMÚN: **EUCALIPTUS - EUCALIPTO**
DENOMINACIÓN BOTÁNICA: **EUCALYPTUS GLOBULUS**
FAMILIA: Mirtáceas
PARTE UTILIZADA: Hojas
CHEMOTYPE: ———
PRINCIPALES COMPONENTES QUÍMICOS: 1,8 cineol, monoterpenos, sesquiterpenos.
DOSIS ORIENTATIVAS: 3-4,5%.
PROPIEDADES:
— Positivante ligero, anticatarral, mucolítico,* expectorante.***
— Antimicrobiano, antibacteriano, fungicida (cándidas).**
— Antiviral, antiséptico.
INDICACIONES:
— Amigdalitis,** rinofaringitis,*** laringitis, gripes,** otitis, sinusitis,* bronquitis,*** bronquitis asmiformes, bronconeumonías,* adenitis de origen infeccioso,* dermitis bacterianas,** dermitis candidósicas.***
CONTRAINDICACIONES: Bebés.
COMENTARIOS: -

EUCALIPTUS CITRIODORA

NOMBRE COMÚN: **EUCALIPTUS CITRIODORA**

DENOMINACIÓN BOTÁNICA: **EUCALYPTUS CITRIODORA H.**

FAMILIA: Mirtáceas

PARTE UTILIZADA: Hojas

CHEMOTYPE: Citronelal

PRINCIPALES COMPONENTES QUÍMICOS: Citronelal, citronelol

DOSIS ORIENTATIVAS: 0,5-2%.

PROPIEDADES:
- Negativante medio, antiinflamatorio, antirreumático.***
- Calmante, sedante, antihipertensivo, antálgico.***
- Antiinfeccioso, antiespasmódico ligero.

INDICACIONES:
- Artritis,*** (cervicodorsales, epicondilitis, etc.), poliartritis reumatoides, ** reumatismos.
- Pericarditis, coronaritis, hipertensión.
- Cistitis, vaginitis.
- Zona.

CONTRAINDICACIONES: Desconocidas en dosis normales.

COMENTARIOS: -

EUCALIPTUS DIVES

NOMBRE COMÚN: **EUCALIPTUS DIVES**

DENOMINACIÓN BOTÁNICA: **EUCALYPTUS DIVES S.**

FAMILIA: Mirtáceas

PARTE UTILIZADA: Hojas

CHEMOTYPE: Piperitona

PRINCIPALES COMPONENTES QUÍMICOS: Piperitona, monoterpenos

DOSIS ORIENTATIVAS:

PROPIEDADES:
- Positivante ligero.
- Anticatarral, mucolítico.***
- Antiinfeccioso, antibacteriano.**
- Diurético, urolítico, regenerador renal.

INDICACIONES:
- Sinusitis, otitis, bronquitis.***
- Enteritis catarrales,* nefritis, nefrosis, uremias.**
- Vaginitis leucorreicas.***

CONTRAINDICACIONES: Bebés, niños, embarazadas (neurotóxico ligero, abortivo).

COMENTARIOS: -

EUCALIPTUS POLIBRACTEA

NOMBRE COMÚN: **EUCALIPTUS POLIBRACTEA**

DENOMINACIÓN BOTÁNICA: **EUCALYPTUS POLIBRACTEA R.T. BAKER**

FAMILIA: Mirtáceas

PARTE UTILIZADA: Hojas

CHEMOTYPE: Cineol

PRINCIPALES COMPONENTES QUÍMICOS: 1,8 cineol

DOSIS ORIENTATIVAS:

PROPIEDADES:
– Anticatarral, expectorante.***.

INDICACIONES:
– Rinitis, bronquitis agudas y crónicas.

CONTRAINDICACIONES: Desconocidas en dosis normales.

COMENTARIOS: -

EUCALIPTUS RADIATA

NOMBRE COMÚN: **EUCALIPTUS RADIATA**

DENOMINACIÓN BOTÁNICA: **EUCALYPTUS RADIATA SIEB. EX DC.**

FAMILIA: Mirtáceas

PARTE UTILIZADA: Hojas

CHEMOTYPE: Cineol

PRINCIPALES COMPONENTES QUÍMICOS: 1,8 cineol, monoterpenoles

DOSIS ORIENTATIVAS:

PROPIEDADES:
– Positivante, antiinfeccioso, antibacteriano,** antiviral.***
– Anticatarral, expectorante,**** antiinflamatorio.

INDICACIONES:
– Rinitis, rinofaringitis, gripes,*** otitis, sinusitis, bronquitis,*** tos,*** conjuntivitis, iridociclitis.***
– Vaginitis, endometriosis.
– Acnés.
– Astenias, frigidez.

CONTRAINDICACIONES: Desconocidas en dosis normales.

COMENTARIOS: -

93

GENGIBRE

NOMBRE COMÚN: **GENGIBRE**
DENOMINACIÓN BOTÁNICA: **ZINGIBER OFFICINALE L.**
FAMILIA: Zingiberáceas
PARTE UTILIZADA: Raíz
CHEMOTYPE: ———
PRINCIPALES COMPONENTES QUÍMICOS: Zingibereno, camfeno
DOSIS ORIENTATIVAS: 3-4,4%.
PROPIEDADES:
  – Tónico digestivo, estomacal, carminativo.***
  – Tónico sexual, afrodisíaco.***
  – Antálgico.**
  – Anticatarral, expectorante.*
INDICACIONES:
  – Odontalgias, meteorismos, inapetencias, dispepsias, constipados.***
  – Impotencia.***
  – Reumatismo.**
  – Bronquitis crónica.*
CONTRAINDICACIONES: Desconocidas.
COMENTARIOS: -

GERANIO ROSA
GERANIO BOURBON

NOMBRE COMÚN: **GERANIO ROSA - GERANIO BOURBON**
DENOMINACIÓN BOTÁNICA: **PELARGONIUM X ASPERUM**
FAMILIA: Geraniáceas
PARTE UTILIZADA: Flores
CHEMOTYPE: ———
PRINCIPALES COMPONENTES QUÍMICOS: Esteres, geraniol, citronelol
DOSIS ORIENTATIVAS: 0,1-0,2%.
PROPIEDADES:
  – Antiespasmódico, relajante,*** antiinflamatorio,** antálgico.*
  – Tónico, tónico astringente, hemostático,*** linfotónico, flebotónico,** hepatoestimulante, pancreatoestimulante.*
  – Antiinfeccioso, antibacteriano,* fungicida.**
INDICACIONES:
  – Colitis de origen nervioso, insuficiencias hepatopancreáticas,*** llagas, golpes, ulceraciones, estrías (preventivo),*** dermatosis fúngicas,** reumatismos osteoarticulares,* inquietud, ansiedad,** hemorroides, prúrito hemorroidal.***
CONTRAINDICACIONES: Desconocidas en dosis normales.
COMENTARIOS: -

GERANIO ROSA
GERANIO ÁFRICA

NOMBRE COMÚN: **GERANIO ROSA - GERANIO ÁFRICA**

DENOMINACIÓN BOTÁNICA: **PELARGONIUM ROSEUM WILL.**

FAMILIA: Geraniáceas

PARTE UTILIZADA: Flores

CHEMOTYPE: ————

PRINCIPALES COMPONENTES QUÍMICOS: Linalol, geraniol, citronelol

DOSIS ORIENTATIVAS: 0,1-0,2%.

PROPIEDADES:
- —Antiinfeccioso, antibacteriano,* fungicida.**
- —Tónico general, tónico astringente.***
- —Antálgico,**

INDICACIONES:
- —Dermatosis infecciosas, acnés infectados,*** impétigo.**
- —Colitis infecciosas.*
- —Astenias, fatiga nerviosa.**
- —Reumatismos osteoarticulares.*

CONTRAINDICACIONES: Desconocidas en dosis normales.

COMENTARIOS: -
- -
- -

HINOJO

NOMBRE COMÚN: **HINOJO**

DENOMINACIÓN BOTÁNICA: **FOENICULUM VULGARE MILL. SSP. CAPILLACEUM VAR. DULCE**

FAMILIA: Apiáceas

PARTE UTILIZADA: Planta florida

CHEMOTYPE: ———

PRINCIPALES COMPONENTES QUÍMICOS: Anetol, fenchona

DOSIS ORIENTATIVAS: 3-5%.

PROPIEDADES:
- – Positivante y negativante.
- – Estrogen-like,*** emenagogo, facilita el parto, galactógeno (aumenta la secreción láctica).
- – Antiespasmódico neuromuscular, modificador reflejo del sistema nervioso central y de la médula espinal, estupefaciente ligero, psicoactivo,*** antálgico.
- – Carminativo,** estomacal, tónico aperitivo.
- – Colágogo, colerético.
- – Tónico y estimulante (pequeñas dosis), cardiotónico, tónico respiratorio.
- – Antiséptico, bactericida, vermífugo.

INDICACIONES:
- – Amenorreas y oligomenorreas,*** reglas irregulares, dolores menstruales, premenopausia, menopausia.
- – Dispepsias, gastralgias, colitis espasmódicas, enteralgias, aerofagia, meteorismo, flatulencias, indigestiones, parasitosis.
- – Falsas anginas de pecho, palpitaciones, eretismo cardiovascular, cardalgias.
- – Disneas de origen nervioso, asma, bronquitis asmatiformes, congestión pulmonar.**
- – Parálisis, dolores lumbares, espasmofilias.

CONTRAINDICACIONES: Niños, mujeres embarazadas.

COMENTARIOS: -

HISOPO

NOMBRE COMÚN: **HISOPO**

DENOMINACIÓN BOTÁNICA: **HYSSOPUS OFFICINALIS L. SSP. OFFICINALIS**

FAMILIA: Lamiáceas

PARTE UTILIZADA: Sumidades floridas

CHEMOTYPE: ———

PRINCIPALES COMPONENTES QUÍMICOS: Monoterpenonas. monoterpenos, sesquiterpenos.

DOSIS ORIENTATIVAS: 0,7-1%. Sólo recomendado a terapeutas cualificados.

PROPIEDADES:
- Negativante.
- Anticatarral,*** mucolítico, lipolítico, descongestionante.
- Antiasmático.**
- Antiinflamatorio pulmonar.
- Regulador del metabolismo de los lípidos (intestino grueso-hígado).
- Antiinfeccioso, bactericida,** viricida,*** parasiticida,* cicatrizante.
- Tónico (pequeñas dosis).

INDICACIONES:
- Rinofaringitis, sinusitis, bronquitis, enfisemas, asmas, tos, neumonías.***
- Cistitis postinfecciosas.
- Heridas, equimosis, cicatrices, lepra.
- Esclerosis en placas (acción indirecta).
- Trastornos ováricos (pubertad).
- Astenias.

CONTRAINDICACIONES: Bebés, niños, mujeres embarazadas, ancianos (neurotóxico y abortivo).

COMENTARIOS: La variedad Hissopus Officinalis Var. Decumbens, tiene propiedades viricidas más potentes, así como simpatotónicas y carece de contraindicaciones.

INCIENSO - OLIBANO

NOMBRE COMÚN: **INCIENSO - OLIBANO**

DENOMINACIÓN BOTÁNICA: **BOSWELLIA CARTERII B.**

FAMILIA: Burseráceas

PARTE UTILIZADA: Oleorresina

CHEMOTYPE: ———

PRINCIPALES COMPONENTES QUÍMICOS: Alfa pineno, limoneno

DOSIS RECOMENDADAS: 5%.

PROPIEDADES:
- Anticatarral, expectorante.**
- Cicatrizante.*
- Antitumoral (?), inmunoestimulante.***
- Antidepresivo.**

INDICACIONES:
- Bronquitis catarrales y asmatiformes, asma.**
- Llagas, úlceras.*
- Cáncer (?), inmunodeficiencia.***
- Depresión nerviosa.**

CONTRAINDICACIONES: Desconocidas en dosis normales.

COMENTARIOS: -

INMORTAL
HELICRISUM

NOMBRE COMÚN: **INMORTAL - HELICRISUM**

DENOMINACIÓN BOTÁNICA: **HELICHRYSUM ITALICUM SSP. SEROTINUM**

FAMILIA: Asteráceas

PARTE UTILIZADA: Sumidades floridas

CHEMOTYPE: ———

PRINCIPALES COMPONENTES QUÍMICOS: Acetato de nerilo, cetonas

DOSIS ORIENTATIVAS:

PROPIEDADES:
- Negativante.
- Anticoagulante, antiflebítico.
- Antihematomas**** (el más potente conocido actualmente).
- Hipocolesterolemiante (regulariza las Apo., A y Apo. B).**
- Estimulante hepatocelular.*
- Anticatarral, mucolítico,*** expectorante.
- Antiespasmódico.***
- Cicatrizante, desclerotizante.*

INDICACIONES:
- Hematomas (externos e internos, incluso en ancianos).****
- Flebitis.**
- Paraflebitis.***
- Eritrosis.
- Cuperosis.
- Bartolinitis.
- Pequeñas insuficiencias hepáticas, cefaleas de origen hepático, colitis virales.
- Rinitis,** bronquitis, toses espasmódicas, sarampión.
- Traumatismos, heridas.
- Enfermedad de Dupuytrens.
- Artritis, poliartritis.***

CONTRAINDICACIONES: Sujetos sensibles a las cetonas (neurotóxico).

COMENTARIOS: -
- -
- -
- -

JARA - CISTUS

NOMBRE COMÚN: **JARA - CISTUS**

DENOMINACIÓN BOTÁNICA: **CISTUS LADANIFERUS L.**

FAMILIA: Cistáceas

PARTE UTILIZADA: Ramas, hojas

CHEMOTYPE: Pineno

PRINCIPALES COMPONENTES QUÍMICOS: Alfa pineno, ésteres

DOSIS RECOMENDADAS: 5%.

PROPIEDADES:
- Antiinfeccioso, antiviral,**** antibacteriano.
- Antihemorrágico potente, cicatrizante, antiartrítico, *** neurotónico, regulador neurovegetativo (actúa sobre el parasimpático).**

INDICACIONES:
- Enfermedades infantiles, varicela, rubeola, escarlatina, tosferina.***
- Enfermedades virales y autoinmunes, rectocolitis hemorrágicas, poliartritis reumatoides, esclerosis en placas.****
- Artritis,*** hemorragias,*** distonias neurovegetativas.**

CONTRAINDICACIONES: Desconocidas en dosis normales.

COMENTARIOS: En España se produce la mejor y mayor cantidad mundial de aceite esencial de jara. Su hidrolato es de gran utilidad (ver libro 2°)

LAUREL

Nombre Común: **LAUREL**
Denominación Botánica: **LAURUS NOBILIS L.**
Familia: Lauráceas
Parte Utilizada: Hojas
Chemotype: ————
Principales Componentes Químicos: 1,8 cineol, linalol, esteres terpé-
nicos, lactonas sesquiterpénicas.
Dosis Orientativas:
Propiedades:
- Negativante medio.
- Anticatarral, expectorante,*** mucolítico.
- Antiinfeccioso, bactericida, viricida, fungicida.
- Antiespasmódico potente, coronario-dilatador.
- Equilibrante.**
- Antálgico potente.***
- Anticoagulante.
Indicaciones:
- Estomatitis, aftosis,** odontalgias,*** hepatitis virales, enterocoli-
tis infecciosas y virales.
- Gripes,*** infecciones ORL.*
- Adenitis, enfermedad de Hodgkin.
- Artritis,*** poliartritis,** reumatismos osteomusculares y defor-
mantes, contracturas musculares.
- Neuritis virales, distonias neurovegetativas.
- Úlceras, milio, pieles grasas, pestañas (hace que salgan).
- Acnés, forúnculos.
- Hemogliasis, paludismo.
Contraindicaciones: Desconocidas en dosis normales. Uso transcutá-
neo moderado (potencial alergetizante).
Comentarios: -
- -

LAVANDA HÍBRIDA
LAVANDIN
CLON REYDOVAN

NOMBRE COMÚN: **LAVANDA HÍBRIDA - LAVANDIN CLON REYDOVAN**

DENOMINACIÓN BOTÁNICA: **LAVANDULA X BURNATII (BRIQUET CLON REYDOVAN)**

FAMILIA: Lamiáceas

PARTE UTILIZADA: Sumidades floridas

CHEMOTYPE: ———

PRINCIPALES COMPONENTES QUÍMICOS: Monoterpenos, alcoholes no terpénicos y terpénicos, esteres, óxidos, cetonas terpénicas y no terpénicas, cumarinas.

DOSIS RECOMENDADAS: 1-1,5%.

PROPIEDADES:
- Antimicrobiano, bactericida, fungicida, viricida.**
- Tónico, neurotónico.**
- Anticatarral, expectorante.**

INDICACIONES:
- Enterocolitis infecciosas.**
- Rinofaringitis, bronquitis.***
- Astenia.**

CONTRAINDICACIONES: Desconocidas en dosis normales.

COMENTARIOS: - - - - - - - - - - - - - - - - - - : -

LAVANDA HÍBRIDA
LAVANDIN SUPER

NOMBRE COMÚN: **LAVANDA HÍBRIDA - LAVANDIN SUPER**

DENOMINACIÓN BOTÁNICA: **LAVANDULA X BURNATII (BRIQUET CLON SUPER)**

FAMILIA: Lamiáceas

PARTE UTILIZADA: Sumidades floridas

CHEMOTYPE: ———

PRINCIPALES COMPONENTES QUÍMICOS: Monoterpenos, alcoholes monoterpénicos, esteres terpénicos, cetonas terpénicas, cumarinas.

DOSIS RECOMENDADAS: 1-1,5%.

PROPIEDADES:
- Negativante, antiespasmódico potente, calmante, sedante, decontracturante muscular, hipotensivo,*** antiinflamatorio, antálgico,** antiinfeccioso variable (estafilococo dorado),* tónico cardiotónico,* cicatrizante,* anticoagulante ligero, fluidificante.*

INDICACIONES:
- Nerviosismo (espasmo del plexo solar), insomnio, trastornos del sueño, angustia; dermatosis infecciosas, alérgicas, exfoliativas, costras, úlceras varicosas, llagas, quemaduras, cicatrices, prurito,** calambres,** cardialgias, taquicardias, flebitis (ayuda al tratamiento), paraflebitis.

CONTRAINDICACIONES: Desconocidas en dosis normales.

COMENTARIOS: -

102

LAVANDA VERA

NOMBRE COMÚN: **LAVANDA VERA-LAVANDA VERDADERA-LAVANDA OFFICINALIS-LAVANDA FINA PROVENZA**

DENOMINACIÓN BOTÁNICA: **LAVANDULA ANGUSTIFOLIA M. SSP. ANGUSTIFOLIA**

FAMILIA: Lamiáceas

PARTE UTILIZADA: Sumidades floridas

CHEMOTYPE: ———

PRINCIPALES COMPONENTES QUÍMICOS: (Conocidos más de 300), acetato de linalilo, linalol.

DOSIS RECOMENDADAS: 1-1,5%.

PROPIEDADES:
- – Negativante.
- – Antiespasmódico potente, calmante, sedante, decontracturante muscular, hipotensor.***
- – Antiinflamatorio, antálgico.**
- – Antiinfeccioso variable (estafilococo dorado).*
- – Tónico, cardiotónico.*
- – Cicatrizante.*
- – Anticoagulante ligero, fluidificante.*

INDICACIONES:
- – Nerviosismo (espasmos del plexo solar), insomnios, trastornos del sueño, angustia.***
- – Dermatosis infecciosas, alérgicas, cicatriosas, costras, úlceras varicosas, llagas, cicatrices, quemaduras, prurito,** calambres.**
- – Cardialgias, taquicardias, flebitis (ayuda al tratamiento), paraflebitis.

CONTRAINDICACIONES: Desconocidas en dosis normales.

COMENTARIOS: -
- -

LEMONGRASS-CERILLO

NOMBRE COMÚN: **LEMONGRASS - CERILLO**

DENOMINACIÓN BOTÁNICA: **CYMBOPOGON FLEXUOSUS**

FAMILIA: Poáceas

PARTE UTILIZADA: Hierba

CHEMOTYPE: ———

PRINCIPALES COMPONENTES QUÍMICOS: Citrales (neral, geranial), alcoholes sesquiperpénicos.

DOSIS ORIENTATIVAS: 1,8-2,2%.

PROPIEDADES:
- Negativante.
- Tónico digestivo.**
- Vasodilatador.***
- Antiinflamatorio.**
- Sedativo.***

INDICACIONES:
- Insuficiencias digestivas y hepáticas.**
- Celulitis.**
- Artritis.*
- Distonias neurovegetativas.***

CONTRAINDICACIONES: Desconocidas, irritante en uso externo.

COMENTARIOS: -

LEVÍSTICO

NOMBRE COMÚN: **LEVÍSTICO**
DENOMINACIÓN BOTÁNICA: **LEVISTICUM OFFICINALE H.**
FAMILIA: Apiáceas
PARTE UTILIZADA: Raíz y rizoma
CHEMOTYPE: ———
PRINCIPALES COMPONENTES QUÍMICOS: Ftálidas, hexanol
DOSIS ORIENTATIVAS:
PROPIEDADES:
- Positivante.
- Neurotónico, miotónico (musculatura lisa).
- Detoxificante (estimulación de los hepatocitos y canales biliares).
- Acción antitóxica (antídoto),**** antipsoriásico.**
- Anticoagulante ligero.
- Antiinfeccioso, antibacteriano, fungicida, antiparasitario (tenia de vaca).**
- Anticatarral.
- Anticatarral, expectorante.*
- Diurético.*

INDICACIONES:
- Pequeña insuficiencia y congestión hepáticas,** intoxicaciones alimentarias (químicas o medicamentosas),**** secuelas de hepatitis, enterocolitis fermentarias y parasitarias.
- Pequeñas insuficiencias renales (secuelas).
- Psoriasis.**
- Astenia.**
- Reumatismos, artritis.
- Bronquitis catarrales crónicas.

CONTRAINDICACIONES: En uso externo o prolongado.
COMENTARIOS: -

LIMA

NOMBRE COMÚN: **LIMA**

DENOMINACIÓN BOTÁNICA: **CITRUS LATIFOLIA T. CV. PERSIAN**

FAMILIA: Rutáceas

PARTE UTILIZADA: Corteza del fruto

CHEMOTYPE: ————

PRINCIPALES COMPONENTES QUÍMICOS: Monoterpenos, aldehídos terpénicos.

DOSIS RECOMENDADAS: 1,2-2%.

PROPIEDADES:
- Antiséptico en aerosol.
- Sedante.*
- Estomacal.*

INDICACIONES:
- Ansiedad, insomnio.**
- Dispepsia.*
- Desinfección de recintos.

CONTRAINDICACIONES: Uso cutáneo (fotosensibilizante).

COMENTARIOS: -
- -
- -

LIMÓN

NOMBRE COMÚN: **LIMÓN**
DENOMINACIÓN BOTÁNICA: **CITRUS LIMON L.**
FAMILIA: Rutáceas
PARTE UTILIZADA: Corteza del fruto
CHEMOTYPE: ———
PRINCIPALES COMPONENTES QUÍMICOS: Monoterpenos, sesquiterpenos, alcoholes alifáticos, aldehídos, cumarinas y furocumarinas.
DOSIS RECOMENDADAS: 0,6-0,8%.
PROPIEDADES:
- Antiinfeccioso, antibacteriano (estreptococos).***
- Antiséptico,*** antiviral.
- Vitamina-P-Like (acción sobre la microcirculación, disminución de la permeabilidad de los capilares y aumento de su resistencia), preventivo de accidentes de origen hipertensivo o diábetico, fluidificante sanguíneo.
- Litolítico.**
- Calmante nervioso.*
- Estomacal, carminativo.*

INDICACIONES:
- Infecciones respiratorias.
- Pequeñas insuficiencias hepáticas,*** insuficiencia digestiva.**
- Cólicos nefríticos.
- Insomnios, pesadillas.*
- Insuficiencias venosas, flebitis, trombosis.*
- Desinfección aérea (gabinetes médicos, hospitales, guarderías).***
- Períodos epidémicos.

CONTRAINDICACIONES: Uso cutáneo con exposición al sol (fotosensibilizante), dermocáustico.

COMENTARIOS: -

LUISA
(VERBENA DE OLOR)

NOMBRE COMÚN: **LUISA (VERBENA DE OLOR) HIERBA LUISA**

DENOMINACIÓN BOTÁNICA: **LIPPIA CITRIODORA**

FAMILIA: Verbenáceas

PARTE UTILIZADA: Hojas

CHEMOTYPE: ———

PRINCIPALES COMPONENTES QUÍMICOS: Geranial, neral, germacrenos.

DOSIS ORIENTATIVAS: 0,07-0,1%.

PROPIEDADES:
- – Negativante.
- – Antiinflamatorio potente,*** antipirético.
- – Potente sedante.***
- – Antineurálgico.
- – Eupéptico.**
- – Estimulante vesicular, pancreático; estimulante esplénico, estimulante nervioso (acción sobre el cerebelo y el sistema nervioso central), estimulante gonádico (testículos, ovarios).
- – Litolítico.
- – Hormon-Like (tiroides, páncreas).
- – Antiinfeccioso variable.

INDICACIONES:
- – Angustia, estrés, insomnio, cierto tipo de depresiones,**** fatiga nerviosa, esclerosis en placas.
- – Enterocolitis,** amibiasis, quistes amibianos, enfermedad de Crohn,** colicistitis, diabetes.
- – Psoriasis.
- – Coronaritis, taquicardias, fatiga cardiaca, hipertensión, enfermedad de Hodgkin, malaria.
- – Asma (previene la crisis).
- – Fatiga y debilidad ocular.
- – Reumatismo.

CONTRAINDICACIONES: Desconocidas en dosis normales (evitar la vía cutánea por su contenido en furocumarinas).

COMENTARIOS: -

MANDARINA

Nombre Común: **MANDARINA**
Denominación Botánica: **CITRUS RETICULATA B. VAR. MANDARINA**
Familia: Rutáceas
Parte Utilizada: Corteza del fruto
Chemotype: ———
Principales Componentes Químicos: Limoneno, alcoholes no terpénicos, monoterpenoles, esteres.
Dosis Orientativas: 0,05-1%.
Propiedades:
– Moderador del sistema nervioso central, simpaticolítico, relajante, sedante, hipnótico ligero.***
– Antiespasmódico ligero,* tónico digestivo, eupéptico.
– Colágogo, antiséptico,* antifúngico.*
Indicaciones:
– Insomnios, excitación, angustias,*** eretismo cardio-vascular.*
– Dispepsias, gastralgias, hipo, aerofagias,** disneas.
Contraindicaciones: Uso externo (fotosensibilizante, excepto zonas localizadas).
Comentarios: -

MANZANILLA ALEMANA

Nombre Común: **MANZANILLA ALEMANA**
Denominación Botánica: **MATRICARIA RECUTITA L.**
Familia: Asteráceas
Parte Utilizada: Flores
Chemotype: ———
Principales Componentes Químicos: Óxidos sesquiterpénicos, éteres, sesquiterpenoles, camazuleno.
Dosis Recomendadas: 1-1,7%.
Propiedades:
– Tónico digestivo, estomacal.*
– Antiinflamatorio,** cicatrizante, antialergénico.
– Descongestivo, Hormon-Like,* antiespasmódico.**
Indicaciones:
– Dermatosis, llagas infectadas, úlceras, eczema,** dispepsias.*
– Úlceras gastroduodenales,** cistitis, amenorreas, dismenorreas.
Contraindicaciones: Desconocidas en dosis normales.
Comentarios: -

MANZANILLA ROMANA

NOMBRE COMÚN: **MANZANILLA ROMANA - MANZANILLA NOBLE**
DENOMINACIÓN BOTÁNICA: **CHAMAEMELUM NOBILE L. - ANTHEMIS NOBILIS**
FAMILIA: Asteráceas
PARTE UTILIZADA: Flores o planta florida
CHEMOTYPE: ————
PRINCIPALES COMPONENTES QUÍMICOS: Angelato de isobutilo
DOSIS RECOMENDADAS: 1-1,7%.
PROPIEDADES:
— Positivante o negativante.
— Antiespasmódico, calmante del sistema nervioso central.***
— Preanestesiante,*** antiinflamatorio.**
— Antiparasitario (lamblias, anquilostomas).***

INDICACIONES:
— Neuritis, neuralgias,* shock nervioso. ***
— Asmas de origen nervioso.*
— Parásitos intestinales.***
— Intervenciones quirúrgicas.***

CONTRAINDICACIONES: Desconocidas a dosis normales.

COMENTARIOS: Muy bien tolerado, incluso por niños, muy adecuado para ellos.

MANZANILLA SALVAJE MARRUECOS

NOMBRE COMÚN: **MANZANILLA SALVAJE MARRUECOS**
DENOMINACIÓN BOTÁNICA: **ORMENIS MIXTA ET ORMENIS MULTICOLA (B&B&M)**
FAMILIA: Asteráceas
PARTE UTILIZADA: Sumidades floridas
CHEMOTYPE: ————
PRINCIPALES COMPONENTES QUÍMICOS: Santolinalcohol, terpineol
DOSIS ORIENTATIVAS: 1-1,7%.
PROPIEDADES:
— Antiinfeccioso, bactericida (colibacilo),*** parasitícida (oxiuros, amibas).
— Tónico general, neurotónico,** afrodisíaco.

INDICACIONES:
— Pequeñas insuficiencias hepáticas, insuficiencias gástricas, colitis colibacilarias,*** parasitosis intestinales, quistes amibianos.
— Eczema, dermitis secas, prurito.
— Gonococcias, insuficiencia sexual, cistitis colibacilarias, prostatitis.
— Depresión nerviosa, *** arterioesclerosis.

CONTRAINDICACIONES: Desconocidas a dosis normales.

COMENTARIOS: -

MEJORANA

NOMBRE COMÚN: **MEJORANA**

DENOMINACIÓN BOTÁNICA: **ORIGANUM MAJORANA L.**

FAMILIA: Lamiáceas

PARTE UTILIZADA: Sumidades floridas

CHEMOTYPE: ———

PRINCIPALES COMPONENTES QUÍMICOS: Terpine-1-ol-4, tujanol

DOSIS ORIENTATIVAS: 0,5-2%.

PROPIEDADES:
- Antiinfeccioso, antibacteriano antiséptico.**
- Neurotónico, parasimpaticotónico potente (hipotensor, vasodilatador, tranquilizante, anafrodisíaco).***
- Antálgico.**
- Estimulante, estomacal, diurético.*

INDICACIONES:
- Distonias neurovegetativas,*** e hipertiroidismo con temblores: cardiovasculares (taquicardias, eretismo, arritmias, hipertensión arterial, síncopes).
- Pulmonares (disneas).
- Digestivas (hipercloridria, úlceras gastroduodenales, gastralgias, colitis).
- Sexuales (eretismo genital, obsesiones sexuales, eteromanía).
- Neuropsíquicas (ansiedad, estrés-examen-inquietud, neurastenia, astenia, opresiones, psicosis, insomnios, parálisis, epilepsias, vértigos).
- Algias: neuralgias; algias reumáticas (reumatismo muscular, artrosis).***
- Infecciones: respiratorias (coriza, rinitis, rinofaringitis, sinusitis, bronquitis, otitis, tosferina); digestivas (aftas, diarreas, enterocolitis estafilocócicas, colibacilares).**

CONTRAINDICACIONES: Desconocidas a dosis normales.

COMENTARIOS: No confundir con la «Mejorana», nombre que denomina vulgarmente al Thymus Mastichina L. Cineolifera, que puede llegar a contener un 75% de 1,8 cineol.

MEJORANA
TOMILLO BLANCO

NOMBRE COMÚN: **MEJORANA - TOMILLO BLANCO**

DENOMINACIÓN BOTÁNICA: **THYMUS MASTICHINA L.**

FAMILIA: Lamiáceas

PARTE UTILIZADA: Sumidades floridas

CHEMOTYPE: ———

PRINCIPALES COMPONENTES QUÍMICOS: Linalol, 1,8 cineol, alcanfor

DOSIS ORIENTATIVAS: 1,2% en adelante.

PROPIEDADES:
– Anticatarral, expectorante, descongestionante broncopulmo-nar.***
– Antiinfeccioso, antibacteriano, antiséptico.

INDICACIONES:
– Sinusitis, bronquitis catarral,*** bronquitis viral.

CONTRAINDICACIONES:

COMENTARIOS: -

MELISA

NOMBRE COMÚN: **MELISA**

DENOMINACIÓN BOTÁNICA: **MELISSA OFFICINALIS L. SSP. OFFICINALIS**

FAMILIA: Lamiáceas

PARTE UTILIZADA: Hierba no florida

CHEMOTYPE: ———

PRINCIPALES COMPONENTES QUÍMICOS: Neral, geranial, beta-cariofileno

DOSIS ORIENTATIVAS: 0,03%.

PROPIEDADES:
– Calmante, sedante, hipnótico (facilita el sueño), hipotensivo.***
– Litolítico.*
– Colerético.*
– Antiinflamatorio.***

INDICACIONES:
– Insomnio, crisis nerviosas, histeria, lipotimias.***
– Indigestiones,** calambres estomacales, náuseas, vómitos durante el embarazo, litiasis biliar,* insuficiencias hepático-biliares.**
– Palpitaciones cardiacas, eretismo.

CONTRAINDICACIONES: Desconocidas a dosis normales.

COMENTARIOS: Muy difícil de encontrar en estado puro. Precio muy elevado.

MENTA
PIPERITA

NOMBRE COMÚN: **MENTA PIPERITA**

DENOMINACIÓN BOTÁNICA: **MENTHA X PIPERITA L. VAR. OFFICINALIS RUBESCENS**

FAMILIA: Lamiáceas

PARTE UTILIZADA: Parte aérea de la planta

CHEMOTYPE: ———

PRINCIPALES COMPONENTES QUÍMICOS: Mentol, mentona

DOSIS ORIENTATIVAS: 0,3-1%.

PROPIEDADES:
- Positivante.
- Antiinfeccioso, bactericida, viricida, fungicida, vermicida.
- Tónico y estimulante,*** cardiotónico, hipertensivo, uretotónico, enterotónico, estimulante digestivo (carminativo, antivomitivo, estomacal, hepatotónico, reconstituyente hepatocelular-colágogo, colerítico, pancreatoestimulante), neurotónico (equilibrante).
- Anticatarral, expectorante, mucolítico.
- Antálgico, anestesiante.***
- Antiinflamatorio intestinal y urinario.
- Descongestionante prostático.
- Hormon-Like, favorece las reglas (regulador ovárico).

INDICACIONES:
- Insuficiencias hepatopancreáticas,*** indigestiones, dispepsia, vómitos, mareos (transportes).
- Aerofagias, aerocolitis, hepatitis virales, cirrosis, cólicos hepáticos, colitis inflamatorias y antiespasmódicas, úlceras, atonias gastrointestinales, gastralgias, enteralgias.
- Cistitis, prostatitis, cólicos nefríticos.
- Distonias neurovegetativas, astenias, migrañas, cefaleas.
- Zona, neuritis cirales, neuralgias, ciáticas.**
- Prurito (urticaria, eccema).**
- Parto.
- Rinitis, sinusitis, otitis, laringitis.
- Trastornos de la visión (de origen circulatorio), eretismo, hipotensión, lipotimia.

CONTRAINDICACIONES: Bebés de menos de 30 meses por vía oral; uso externo salvo zonas pequeñas (frente, temporal y lóbulos de las orejas).

COMENTARIOS: Vigilar la procedencia, suele estar rectificada. Existen otros tipos de mentas: Mentha Arvensis L. Var. Piperascens, muy adecuada para cefaleas y verminosis, pero con serias contraindicaciones de uso en bebés, pudiendo llegar a producirles un paro respiratorio simplemente por contacto.

Menta Pulegium L. (poleo-menta) es un buen anticatarral y mucolítico, con contraindicaciones serias en niños y embarazadas por ser muy neurotóxico y abortivo.

113

MIRRA

Nombre Común: **MIRRA**

Denominación Botánica: **COMMIPHORA MOLMOL**

Familia: Burseráceas

Parte Utilizada: Oleorresina

Chemotype: ————

Principales Componentes Químicos: Hidrocarburos, sesquiterpenos

Dosis Orientativas: 6-8%.

Propiedades:
- Antiinfeccioso, antiviral,*** parasiticida (ascaris), aseptizante.
- Hormon-Like.
- Antiinflamatorio.***
- Vulnerario.

Indicaciones:
- Diarreas, disenterías,*** hepatitis virales (secuelas).
- Bronquitis.*
- Úlceras cutáneas.*
- Hipertiroidismo, excitación sexual.

Contraindicaciones: Desconocidas.

Comentarios: -

MIRTO

NOMBRE COMÚN: **MIRTO**
DENOMINACIÓN BOTÁNICA: **MYRTUS COMMUNIS L.**
FAMILIA: Mirtáceas
Parte utilizada: Hojas
CHEMOTYPE: Cineol
PRINCIPALES COMPONENTES QUÍMICOS: 1,8 cineol, alfa-pineno
DOSIS ORIENTATIVAS: 0,1-0,5%.
PROPIEDADES:
- Positivante.
- Anticatarral, expectorante.***
- Antiinfecciosa.*
- Hepatoestimulante.
- Descongestionante prostático.**
- Antiespasmódico ligero.
- Prepara al sueño.***
- Tónico cutáneo.
- Hormon-Like (tiroides, ovarios).

INDICACIONES:
- Bronquitis, sinusitis, mucosidad.
- Anginas.
- Insuficiencias hepato-biliares, enteritis colibacilares.
- Infecciones urinarias no colibacilarias, prostatitis (inflam.).
- Hipertiroidismo.
- Amenorreas.
- Insomnio.***
- Cejas y pestañas deficientes, pieles con arrugas.

CONTRAINDICACIONES: Desconocidas en dosis normales.

COMENTARIOS: El quimiotipo acetato de mirtenilo o mirto común de Marruecos, tiene propiedades antiespasmódicas y descongestionantes venosas y linfáticas, siendo muy adecuado para tratar hemorroides y varices desconociéndose las contraindicaciones.

NARANJA AMARGA

NOMBRE COMÚN: **NARANJA AMARGA**
DENOMINACIÓN BOTÁNICA: **CITRUS AURANTIUM L. SSP. AURANTIUM**
FAMILIA: Rutáceas
PARTE UTILIZADA: Corteza del fruto
CHEMOTYPE: ———
PRINCIPALES COMPONENTES QUÍMICOS: Monoterpenos, alcoholes terpénicos, ésteres, aldehídos.
DOSIS RECOMENDADAS: 0,3-0,5%.
PROPIEDADES:
– Calmante, sedante.**
– Antiinflamatorio.*
– Actividad circulatoria.*
– Anticoagulante, fluidificante.*
– Tónico amargo (en pequeñas dosis).**
INDICACIONES:
– Ansiedad, vértigo, nerviosismo.**
– Dispepsias,** flatulencias, espasmos gástricos.
– Circulación lenta.
CONTRAINDICACIONES: En uso externo (fotosensibilizante).
COMENTARIOS: -

NARANJA

NOMBRE COMÚN: **NARANJA - NARANJA DULCE (ESENCIA DE PORTUGAL)**
DENOMINACIÓN BOTÁNICA: **CITRUS SINENSIS L.**
FAMILIA: Rutáceas
PARTE UTILIZADA: Corteza del fruto
CHEMOTYPE: ———
PRINCIPALES COMPONENTES QUÍMICOS: Monoterpenos, alcoholes terpénicos, aldehídos, cetonas, cumarinas y furocumarinas.
DOSIS RECOMENDADAS: 0,3-0,5%.
PROPIEDADES:
– Antiséptico.**
– Calmante, sedante.
– Carminativo.*
INDICACIONES:
– Dispepsias.*
– Ansiedad, nerviosismo.**
– Desinfección de locales.**
CONTRAINDICACIONES: En uso externo (fotosensibilizante).
COMENTARIOS: -

NARDO DEL HIMALAYA

NOMBRE COMÚN: **NARDO DEL HIMALAYA - JATAMANSI - NARDO ÍNDICO**
DENOMINACIÓN BOTÁNICA: **NARDOSTACHYS JAYAMANSI DC.**
FAMILIA: Valerianáceas
PARTE UTILIZADA: Raíz⁻
CHEMOTYPE: ———
PRINCIPALES COMPONENTES QUÍMICOS: Sesquiterpenos, sesquiterpenoles, sesquiterpenales, sesquiterpenonas, ácidos, cumarinas.
DOSIS ORIENTATIVAS:
PROPIEDADES:
  – Calmante (plexo cardiaco, solar y sacro).***
  – Estimulante ovárico, flebotónico.
INDICACIONES:
  – Taquicardias, anemias, psoriasis,** varices, hemorroides.
  – Insuficiencias ováricas, estafilococcias.
CONTRAINDICACIONES: Desconocidas.
COMENTARIOS: Aceite esencial de difícil obtención y elevado precio.

NEROLI - AZAHAR

NOMBRE COMÚN: **NEROLI - AZAHAR**
DENOMINACIÓN BOTÁNICA: **CITRUS AURANTIUM L. SSP. AURANTIUM**
FAMILIA: Rutáceas
PARTE UTILIZADA: Flores
CHEMOTYPE: ———
PRINCIPALES COMPONENTES QUÍMICOS: Monoterpenos, alcoholes terpénicos, ésteres terpénicos, alcoholes sesquiterpénicos, aldehídos cetonas.
DOSIS RECOMENDADAS: 0,08-0,01%.
PROPIEDADES:
  – Positivante.
  – Antiinflamatorio, antibacteriano, antimicobacteriano, antiparasitario,** flebotónico,* tónico digestivo (hepatopancreático).*
  – Neurotónico, antidepresivo,*** antihipertensivo.
INDICACIONES:
  – Insuficiencias hepatopancreáticas, enterocolitis bacterianas y parasitarias,*** varices, hemorroides.*
  – Bronquitis, pleuresias, tuberculosis pulmonares,** fatiga, depresión nerviosa,*** hipertensión arterial,* parto.**
CONTRAINDICACIONES: Desconocidas en dosis normales.
COMENTARIOS: -
- -
- -
- -

117

NIAULÍ

NOMBRE COMÚN: **NIAULÍ**
DENOMINACIÓN BOTÁNICA: **MELALEUCA QUINQUENERVIA-MELALEUCA VIRIDIFLORA G.**
FAMILIA: Mirtáceas
PARTE UTILIZADA: Hojas
CHEMOTYPE: Cineol
PRINCIPALES COMPONENTES QUÍMICOS: 1,8 cineol, terpinol
DOSIS ORIENTATIVAS: 0,6-1,5%.
PROPIEDADES:
- Antiinfeccioso, antibacteriano, antimicobacteriano, fungicida, antiviral,*** antiparasitario y antiséptico.
- Febrífugo.
- Anticatarral, expectorante,*** excitante balsámico.
- Antiinflamatorio,* antirreumático, temporizador de fenómenos alérgicos, analgésico, antipruriginoso.
- Antihipertensivo.
- Estimulante hepatocitario.
- Descongestionante venoso.**
- Litolítico.*
- Hormon-Like (acción a nivel del eje hipofiso-ovárico, estrogen-like e hipofiso-testicular).
- Tónico cutáneo tópico.
- Antitumoral (?).
- Protector cutáneo (radioprotector).

INDICACIONES:
- Coronaritis, endocarditis, artritis,*** arterioesclerosis, varices,** hemorroides,** hemorroides hemorrágicas.
- Infecciones respiratorias catarrales crónicas, sinusitis,** rinofaringitis, bronquitis,*** tuberculosis, blefaritis.
- Herpes genitales,*** condilomas puntiagudos,* displasias de cuello,*** vulvovaginitis, vaginitis leucorreicas, ciertos fibromas.**
- Cáncer de pecho —de origen no hormonal— (coayudante al tratam.).
- Amigdalitis, aerofagias, gastritis, úlceras gástricas y duodenales.
- Hepatitis virales,*** pequeñas insuficiencias hepáticas, litiasis biliares, enteritis virales, diarreas, cólera, cáncer de recto (coayudante al tratam.).
- Uretritis y prostatitis (instilación oleosa del 5-10%), psoriasis, picaduras de mosquitos, forúnculos, dermitis micósicas, lepra, llagas infectadas y producidas por electrocoagulación, arrugas, pieles acartonadas, preventivo en radioterapia en uso local, poliartritis reumatoides, depresión nerviosa (por infección viral).

CONTRAINDICACIONES: Desconocidas. Se recomienda prudencia en embarazadas y niños.
COMENTARIOS: Difícil de encontrar en estado puro.

NUEZ MOSCADA

NOMBRE COMÚN: **NUEZ MOSCADA**
DENOMINACIÓN BOTÁNICA: **MYRISTICA FRAGANS H.**
FAMILIA: Miristicáceas
PARTE UTILIZADA: Nuez
CHEMOTYPE: ———
PRINCIPALES COMPONENTES QUÍMICOS: Sabineno, pineno, safrol
DOSIS ORIENTATIVAS: 0,3-1%. Recomendado sólo a terapeutas cualificados.
PROPIEDADES:
 – Antiséptico, antiparasitario, antálgico, analgésico.***
 – Tónico general, neurotónico,*** carminativo, uretotónico eme-
   nágogo.
INDICACIONES:
 – Atonias digestivas, enterocolitis espasmódicas e infecciosas, dia-
   rreas, parasitosis,** facilita el parto.
 – Reumatismos agudos y crónicos, torceduras, agujetas.***
 – Astenias.***
CONTRAINDICACIONES: El uso prolongado o las sobredosis pueden causar
alucinaciones. En el embarazo ha de usarse muy diluido.

COMENTARIOS: Existe otro aceite esencial, el de la envoltura de la nuez,
llamado «macis», con las mismas propiedades que el descrito.

ORÉGANO

NOMBRE COMÚN: **ORÉGANO**
DENOMINACIÓN BOTÁNICA: **ORIGANUM COMPACTUM B.**
FAMILIA: Lamiáceas
PARTE UTILIZADA: Sumidades floridas
CHEMOTYPE: ———
PRINCIPALES COMPONENTES QUÍMICOS: Carvacrol, timol
DOSIS RECOMENDADAS: 0,07-0,4%.
PROPIEDADES:
 – Potente antiinfeccioso en zonas de acción extensas (respiratoria,
   oro-intestinal, urogenital, nervioso, sanguíneo, linfoganglionar) de
   larga acción (bactericida,*** micobactericida,*** fungicida,***
   viricida,** parasitario***).
 – Tónico estimulante general, inmunoestimulante
INDICACIONES:
 – Rino-bronco-pneumopatías infecciosas,*** orofaringitis, enteroco-
   litis, disenterías, amibiasis,*** nefritis, cistitis,*** neuritis.*
 – Bacteriemias, viremias, paludismo,*** adenitis,** hipotensión.*
 – Astenias, fatigas nerviosas.**
CONTRAINDICACIONES: Uso cutáneo (salvo zonas puntuales) dermocáustico.
COMENTARIOS: -
- -

ORÉGANO ESPAÑOL
TOMILLO CABEZUDO

NOMBRE COMÚN: **ORÉGANO ESPAÑOL - TOMILLO CABEZUDO - TOMILLO FINO - TOMILLO REAL**

DENOMINACIÓN BOTÁNICA: **CORYDOTHYMUS CAPITATUS L.**

FAMILIA: Lamiáceas

PARTE UTILIZADA: Sumidades floridas

CHEMOTYPE: ———

PRINCIPALES COMPONENTES QUÍMICOS: Monoterpenos, sesquiterpenos, alcoholes terpénicos, fenoles (carvacrol, timol).

DOSIS ORIENTATIVAS:

PROPIEDADES:
- Antiinfeccioso,** antibacteriano de amplio espectro y potencia, potente antiviral, antifúngico, antiparasitario.
- Tónico general.

INDICACIONES:
- Patologías infecciosas.***
- Astenia.

CONTRAINDICACIONES: Desconocidas (dermocáustico).

COMENTARIOS: -

PALMARROSA

NOMBRE COMÚN: **PALMARROSA**

DENOMINACIÓN BOTÁNICA: **CIMBOPOGON MARTINII S. VAR. MOTIA**

FAMILIA: Poáceas

PARTE UTILIZADA: Hierba

CHEMOTYPE: ———

PRINCIPALES COMPONENTES QUÍMICOS: Geraniol, nerol, linalol

DOSIS RECOMENDADAS: 1,8-2,2%.

PROPIEDADES:
- Positivante, antimicrobiano, antibacteriano de amplio espectro,*** fungicida,*** antiviral.***
- Tónico, tónico uterino, neurotónico, cardiotónico.**

INDICACIONES:
- Rinofaringitis, sinusitis, otitis, bronquitis,** uretritis, cistitis, vaginitis, cervicitis, salpingitis, parto.**
- Acnés (estafilococo blanco), ezcema seco y purulento.
- Orofaringitis, enteritis bacterianas, enteritis virales,*** fatiga cardiaca,* viremias.***

CONTRAINDICACIONES: Desconocidas en dosis normales.

COMENTARIOS: -

PETIT - GRAIN.
BERGAMOTA

NOMBRE COMÚN: **PETIT - GRAN BERGAMOTA**

DENOMINACIÓN BOTÁNICA: **CITRUS AURANTIUM L. SSP. BERGAMIA**

FAMILIA: Rutáceas

PARTE UTILIZADA: Hojas

CHEMOTYPE: ———

PRINCIPALES COMPONENTES QUÍMICOS: Citrales, furocumarinas

DOSIS RECOMENDADAS: 0,5-2%.

PROPIEDADES:
- Calmante.**
- Antiinflamatorio.***
- Antiséptico.

INDICACIONES:
- Depresiones.***
- Estados de stress, agitación, insomnio.**
- Patologías inflamatorias, reumatismos.**
- Enterocolitis.

CONTRAINDICACIONES: Desconocidas.

COMENTARIOS: -

PETIT - GRAIN
BIGARADE

NOMBRE COMÚN: **PETIT - GRAIN BIGARADE**

DENOMINACIÓN BOTÁNICA: **CITRUS AURANTIUM L. SSP. AURANTIUM**

FAMILIA: Rutáceas

PARTE UTILIZADA: Hojas

CHEMOTYPE: ———

PRINCIPALES COMPONENTES QUÍMICOS: Monoterpenos, alcoholes terpénicos, ésteres terpénicos.

DOSIS RECOMENDADAS: 0,5-1%.

PROPIEDADES:
- Reequilibrante nervioso.**
- Antiespasmódico.*** antiinflamatorio.*
- Antiinfeccioso, antibacteriano.*

INDICACIONES:
- Distonías neurovegetativas.***
- Reumatismos de origen nervioso.
- Infecciones respiratorias.
- Acnés infectados,** forúnculos.
- Hepatitis crónicas.*

CONTRAINDICACIONES: Desconocidas en dosis normales.

COMENTARIOS: -

PETIT - GRAIN LIMONERO

NOMBRE COMÚN: **PETIT - GRAIN LIMONERO**

DENOMINACIÓN BOTÁNICA: **CITRUS HYSTRIX DC.**

FAMILIA: Rutáceas

PARTE UTILIZADA: Hojas

CHEMOTYPE: ———

PRINCIPALES COMPONENTES QUÍMICOS: Monoterpenoles, monoterpenales

DOSIS RECOMENDADAS: 0,5-1%.

PROPIEDADES:
- Antiinflamatorio, antirreumático.***
- Sedante.***

INDICACIONES:
- Ansiedad, stress, insomnio.**
- Artritis, reumatismos.**

CONTRAINDICACIONES: Desconocidas.

COMENTARIOS: -

PETIT - GRAIN MANDARINA

NOMBRE COMÚN: **PETIT - GRAIN MANDARINA**

DENOMINACIÓN BOTÁNICA: **CITRUS RETICULATA B. VAR. MANDARINA**

FAMILIA: Rutáceas

PARTE UTILIZADA: Hojas

CHEMOTYPE: ———

PRINCIPALES COMPONENTES QUÍMICOS: Esteres

DOSIS RECOMENDADAS: 0,5-1%.

PROPIEDADES:
- Antiespasmódico, calmante potente.**

INDICACIONES:
- Insomnios, ansiedad, situaciones estresantes.****

CONTRAINDICACIONES: Desconocidas.

COMENTARIOS: -

PINO MARINO

NOMBRE COMÚN: **PINO MARINO**

DENOMINACIÓN BOTÁNICA: **PINUS PINASTER S.**

FAMILIA: Abietáceas

PARTE UTILIZADA: Agujas

CHEMOTYPE: ———

PRINCIPALES COMPONENTES QUÍMICOS: Monoterpenos, sesquiterpenos, monoterpenoles.

DOSIS ORIENTATIVAS: 0,1-0,5%.

PROPIEDADES:
– Antiséptico.

INDICACIONES:
– Sinusitis, bronquitis.
– Desinfección de recintos.**

CONTRAINDICACIONES: Desconocidas en dosis normales. Moderación en el uso por vía interna.

COMENTARIOS: -
- -
- -
- -

PINO DE SIBERIA

NOMBRE COMÚN: **PINO DE SIBERIA**

DENOMINACIÓN BOTÁNICA: **ABIES SIBIRICA L.**

FAMILIA: Abietáceas

PARTE UTILIZADA: Agujas

CHEMOTYPE: ———

PRINCIPALES COMPONENTES QUÍMICOS: Acetatos de bornilo y de terpenilo (30-40%), camfeno (10%).

DOSIS RECOMENDADAS:

PROPIEDADES:
– Antiespasmódico.**
– Antiinflamatorio.**

INDICACIONES:
– Bronquitis asmiformes.**
– Colitis espasmódicas.**
– Piorreas alveolodentales.

CONTRAINDICACIONES: Desconocidas a dosis normales.

COMENTARIOS: -
- -
- -

123

PINO SILVESTRE

NOMBRE COMÚN: **PINO SILVESTRE**

DENOMINACIÓN BOTÁNICA: **PINUS SYLVESTRIS L.**

FAMILIA: Abietáceas

PARTE UTILIZADA: Agujas

CHEMOTYPE: ———

PRINCIPALES COMPONENTES QUÍMICOS: Pineno, limoneno, cadinol

DOSIS ORIENTATIVAS: 0,1-0,5%.

PROPIEDADES:
- Hormon-Like, antidiábetico (eje hipofisopancreático) y cortison-like,**** (eje hipófiso-córtico-suprarrenal) y estimulante sexual (eje hipófiso-gonádico).
- Tónico estimulante, neurotónico, hipertensivo,*** descongestionante linfático y útero-ovárico antiinfeccioso, fungicida, antiséptico.

INDICACIONES:
- Astenias,*** insuficiencias testiculares, diabetes, esclerosis en placas, congestión uterina, bronquitis,*** sinusitis,*** asmas,** artritis, poliartritis reumatoides, procesos inflamatorios y alérgicos, infecciones severas (ayuda al tratamiento).

CONTRAINDICACIONES: Desconocidas en dosis normales.

COMENTARIOS: -

POMELO

NOMBRE COMÚN: **POMELO**

DENOMINACIÓN BOTÁNICA: **CITRUS PARADISII M.**

FAMILIA: Abietáceas

PARTE UTILIZADA: Corteza del fruto

CHEMOTYPE: ———

PRINCIPALES COMPONENTES QUÍMICOS: Limoneno, aldehidos alifáticos

DOSIS ORIENTATIVAS: 0,05-1%.

PROPIEDADES:
- Antiséptico en aerosol.**

INDICACIONES:
- Desinfección aérea (gabinetes médicos, hospitales, guarderías).***

CONTRAINDICACIONES: Uso cutáneo (fotosensibilizante).

COMENTARIOS: -

RAVENSARA AROMÁTICA

NOMBRE COMÚN: **RAVENSARA AROMÁTICA**

DENOMINACIÓN BOTÁNICA: **RAVENSARA AROMATICA S.**

FAMILIA: Lauráceas

PARTE UTILIZADA: Hojas

CHEMOTYPE: ———

PRINCIPALES COMPONENTES QUÍMICOS: Cineol, alfa-terpineol

DOSIS ORIENTATIVAS: 10-15%.

PROPIEDADES:
- Positivante.
- Antiinfeccioso, antiviral,**** bactericida.*
- Expectorante.***
- Neurotónico.***

INDICACIONES:
- Rinofaringitis, gripes,**** sinusitis, bronquitis, tosferina.
- Hepatitis viral, enteritis viral, cólera.
- Herpes,* zona,**** zona oftálmica,*** varicela.
- Mononucleosis infecciosa,**** peste, temblores neuromusculares, insomnios,**** fatigas musculares.

CONTRAINDICACIONES: Desconocidas en dosis normales.

COMENTARIOS: -

ROMERO

NOMBRE COMÚN: **ROMERO**

DENOMINACIÓN BOTÁNICA: **ROSMARINUS OFFICINALIS L.**

FAMILIA: Lamiáceas

PARTE UTILIZADA: Sumidades floridas

CHEMOTYPE: Cineol

PRINCIPALES COMPONENTES QUÍMICOS: 1,8 cineol, alcanfor, camfeno

DOSIS ORIENTATIVAS: 1-2%.

PROPIEDADES:
- Anticatarral, expectorante,*** mucolítico.
- Antiinfeccioso, variable, bactericida.***

INDICACIONES:
- Otitis, sinusitis, bronquitis, enfriamiento pulmonar.***
- Esclerosis en placas (ayuda al tratamiento).
- Enterocolitis de origen fermentario.
- Cistitis.

CONTRAINDICACIONES: Desconocidas en dosis normales. Evitar las sobredosis.

COMENTARIOS: -

125

ROMERO

NOMBRE COMÚN: **ROMERO**

DENOMINACIÓN BOTÁNICA: **ROSMARINUS OFFICINALIS L.**

FAMILIA: Lamiáceas

PARTE UTILIZADA: Sumidades floridas

CHEMOTYPE: Alcanfor

PRINCIPALES COMPONENTES QUÍMICOS: cineol, alcanfor, alfa-pineno

DOSIS ORIENTATIVAS: 1-2%.

PROPIEDADES:
- Acción neuromuscular variable en función de las dosis.****
- Descongestionante venoso.
- Mucolítico.**
- Antiinfeccioso suave.
- Colerético, colágogo (aumenta la producción de bilis y su modificación).**
- Diurético.
- Emenágogo (no hormonal).**
- En pequeñas dosis es cardiotónico y tónico general.
- En dosis altas no tóxicas es relajante y decontracturante muscular.

INDICACIONES:
- Contracturas musculares,*** mialgias,** calambres,*** reumatismos musculares.**
- Hipertensión (pequeñas dosis), hipotensión (dosis más altas), hipertensión cerebral,** debilidad cardiaca,*** estasis circulatorios con o sin varices.
- Dispepsias, atonías digestivas, colecistitis crónicas,** hemapatomegalias, cirrosis, hepatitis obstructivas, hipercolesterolemias.
- Amenorreas,** oligomenorreas.*

CONTRAINDICACIONES: Desconocidas en dosis normales. Prudencia en embarazadas y bebés.

COMENTARIOS: -

ROMERO

NOMBRE COMÚN: **ROMERO**

DENOMINACIÓN BOTÁNICA: **ROSMARINUS OFFICINALIS L.**

FAMILIA: Lamiáceas

PARTE UTILIZADA Sumidades floridas

CHEMOTYPE: Verbenona

PRINCIPALES COMPONENTES QUÍMICOS: Acetato de bornilo, verbenona, terpineol

DOSIS ORIENTATIVAS: 1-2%. Recomendado sólo a profesionales cualificados.

PROPIEDADES:
- Anticatarral, mucolipolítico,*** expectorante.
- Antiinfeccioso, bactericida variable, viricida.
- Antiespasmódico.*
- Equilibrador endocrino, regulador hipófiso-ovárico y testicular.
- Equilibrante nervioso (efecto inverso en función de las dosis).
- Cicatrizante.

INDICACIONES:
- Sinusitis,* bronquitis.**
- Insuficiencias hepato-biliares, hepatitis virales, enterocolitis virales,*** colibacilares,* cólera, diabetes (ayuda).
- Vaginitis con leucorrea, bartolinitis, regulador hipófiso-ovárico y testicular.
- Arritmias y taquicardias.
- Plexo solar, pelvis y sacro «agarrotados», con problemas digestivos o sexuales como origen, fatiga nerviosa, depresión nerviosa.

CONTRAINDICACIONES: Personas hipersensibles a problemas hepáticos, niños, embarazadas –salvo urgencias– (neurotóxico y abortivo).

COMENTARIOS: -

ROSA DAMASCENA
ROSA BÚLGARA-ROSA TURCA

NOMBRE COMÚN: **ROSA DAMASCENA-ROSA BÚLGARA-ROSA TURCA**

DENOMINACIÓN BOTÁNICA: **ROSA DAMASCENA M. VAR. TRINGITEPETALA D.**

FAMILIA: Rosáceas

PARTE UTILIZADA: Flores

CHEMOTYPE: ———

PRINCIPALES COMPONENTES QUÍMICOS: Genariol, nerol, óxidos

DOSIS ORIENTATIVAS: 0,01-0,03%.

PROPIEDADES:
- Tónico general, neurotónico,*** afrodisíaco.
- Tónico astringente, antihemorrágico.
- Cicatrizante.
- Antiinfeccioso.

INDICACIONES:
- Bronquitis agudas y crónicas,*** asmas, tuberculosis, astenia sexual, frigidez, impotencia.**
- Dermatosis, llagas, úlceras, torceduras, esguinces, arrugas, cuperosis.

CONTRAINDICACIONES: Desconocidas en dosis normales.

COMENTARIOS: La Rosa Centifólia («Rosa Otto» marroquí, rosa hindú), se encuentra como aceite esencial o absoluto. Como son productos de un precio muy elevado, suele ser difícil encontrarlas en estado puro.

RUDA

NOMBRE COMÚN: **RUDA**

DENOMINACIÓN BOTÁNICA: **RUDA GRAVEOLENS L.**

FAMILIA: Rutáceas

PARTE UTILIZADA: Hierba en flor

CHEMOTYPE: ———

PRINCIPALES COMPONENTES QUÍMICOS: 2-nonaona, acetato de nonilo, cumarinas

DOSIS ORIENTATIVAS: Recomendado sólo a profesionales cualificados.

PROPIEDADES:
- Antiparasitario.***
- Antiespasmódico.**

INDICACIONES:
- Parasitosis cutáneas.****

CONTRAINDICACIONES: Bebés, niños, mujeres embarazadas (muy neurotóxico y fuertemente abortivo).

COMENTARIOS: -

SALVIA OFFICINALIS

NOMBRE COMÚN: **SALVIA OFFICINALIS**

DENOMINACIÓN BOTÁNICA: **SALVIA OFFICINALIS L.**

FAMILIA: Lamiáceas

PARTE UTILIZADA: Sumidades floridas

CHEMOTYPE: ———

PRINCIPALES COMPONENTES QUÍMICOS: Alfa y beta tuyonas

DOSIS ORIENTATIVAS: 1-2%. Recomendado sólo a profesionales cualificados.

PROPIEDADES:
- Anticatarral, expectorante, mucolítico.
- Lipolítico,*** anticelulítico.
- Antiinfeccioso, antibacteriano específico (cepas GR:* Staph. aureus * A,*** Strep. beta-H-GR. A ** A ****, variable sobre enterob, (GR): Klebs. y Pseudom. * A **, variable sobre Enterob. (GR–): Klebs. Y Pseudom. * A **, Coli * A **).
- Fungicida (Cand. Alb. **), antiviral.***
- Antipirético.
- Colágogo, colerético.**
- Emenágogo.
- Cicatrizante.
- Regulador circulatorio.
- Tónico y estrimulante en pequeñas dosis.

INDICACIONES:
- Gripes, bronquitis, Sinusitis.
- Aftosis, enteritis virales, insuficiencias biliares.***
- Meningitis virales, neuritis virales.**
- Poliartritis reumatoides.*
- Amenorreas, oligomenorreas, premenopausia,*** herpes genital, condilomas, leucorreas.
- Herpes labial, celulitis, llagas.
- «Mala circulación».

CONTRAINDICACIONES: Embarazadas, niños (neurotóxico, abortivo). Patogenesis: Malformaciones cardiacas encontradas en ocasiones en los bebés cuya madre ha usado esta planta durante el embarazo; crisis cardiaca en los sujetos que utilicen esta planta durante muchos años.

COMENTARIOS: La Salvia Lavandulifolia propia de nuestro país tiene propiedades expectorantes y antiinfecciosas, se usa en gripes y resfriados y se desconocen contraindicaciones. A veces se vende como si fuera Salvia Officinalis.

SALVIA SCLAREA
AMARO
NOMBRE COMÚN: **SALVIA SCLAREA-AMARO**

DENOMINACIÓN BOTÁNICA: **SALVIA SCLAREA L.**

FAMILIA: Lamiáceas

PARTE UTILIZADA Sumidades floridas

CHEMOTYPE: ———

PRINCIPALES COMPONENTES QUÍMICOS: (Más de 250 conocidos): acetato de linalilo, linalol, esclareol.

DOSIS ORIENTATIVAS: 1-2%. Ver contraindicaciones.

PROPIEDADES:
- Positivante, luego sobre todo negativante.
- Estrogen-Like, afrodisíaco, flebotónico, antidiabético (en estudio).
- Anti-hiper-colesterolemiante.
- Antiinfeccioso menor, antibacteriano ocasional, antimicósico.
- Antiespasmódico, antiepileptizante, relajante neurotónico (acción sobre el bulbo y el cerebro).

INDICACIONES:
- Amenorreas,**** oligomenorreas.
- Premenopausia,*** infecciones genitales (motivadas por insuficiencias hormonales).
- Temblores circulatorios, varices, hemorroides, aneurismos venosos, colesterol micosis cutánea, fatiga nerviosa.

CONTRAINDICACIONES: Mastosis, cancerosis.

COMENTARIOS: -

SÁNDALO AMYRIS

NOMBRE COMÚN: **SÁNDALO AMYRIS**

DENOMINACIÓN BOTÁNICA: **AMYRIS BALSAMIFERA L.**

FAMILIA: Rutáceas

PARTE UTILIZADA: Madera

CHEMOTYPE: ———

PRINCIPALES COMPONENTES QUÍMICOS: Alcoholes sesquiterpénicos (cadinol, balsamiol), 70%.

DOSIS RECOMENDADAS:

PROPIEDADES:
- Descongestionante linfático y venoso.**
- Cardiotónico.*

INDICACIONES:
- Varices, hemorroides,** astenia, fatiga cardiaca.*

CONTRAINDICACIONES: Desconocidas a dosis normales.

COMENTARIOS: -

SÁNDALO MYSORE

NOMBRE COMÚN: **SÁNDALO MYSORE**
DENOMINACIÓN BOTÁNICA: **SANTALUM ALBUM L.**
FAMILIA: Santalaceas
PARTE UTILIZADA: Madera
CHEMOTYPE: ———
PRINCIPALES COMPONENTES QUÍMICOS: Alfa y beta santalol
DOSIS RECOMENDADAS: 4-6,5%.
PROPIEDADES:
- Descongestionante linfático y venoso.***
- Cardiotónico.**
- Calmante nervioso.

INDICACIONES:
- Varices, hemorroides.**
- Fatiga cardiaca.**
- Neuralgias, ciáticas, lumbago.

CONTRAINDICACIONES: Desconocidas en dosis normales.
COMENTARIOS: -

TANACETO

NOMBRE COMÚN: **TANACETO**
DENOMINACIÓN BOTÁNICA: **TANACETUM ANNUM L.**
FAMILIA: Asteráceas
PARTE UTILIZADA: Hojas
CHEMOTYPE: ———
PRINCIPALES COMPONENTES QUÍMICOS: Limoneno, camazuleno.
DOSIS ORIENTATIVAS:
PROPIEDADES:
- Antiinflamatorio, antiflogístico,**** antihistamínico,****
- Antipruriginoso,** antálgico,* sedante nervioso, hipotensor.
- Flebotónico, antileucémico,* Hormon-Like.

INDICACIONES:
- Asmas durante las crisis,*** (suple a la teofilina)
- Enfisemas.
- Dermitis irritativas,*** dermitis alérgicas (adultos y niños), erite-
  mas, cuperosis,** lepra tuberculoide, artritis.
- Neuritis, ciática, reumatismo muscular.
- Diabetes (ayudante).
- Hipertensión, varices.**
- Leucemias,* (ciertas formas).

CONTRAINDICACIONES: Algunas mujeres (incidencia endocrina a precisar).
COMENTARIOS: -

TOMILLO
GERANIOL

NOMBRE COMÚN: **TOMILLO**

DENOMINACIÓN BOTÁNICA: **TYMUS VULGARIS L.**

FAMILIA: Lamiáceas

PARTE UTILIZADA: Sumidades floridas

CHEMOTYPE: Geraniol

PRINCIPALES COMPONENTES QUÍMICOS: Geraniol, acetato de geranilo

DOSIS ORIENTATIVAS: 0,3-0,8%.

PROPIEDADES:
- Positivante.
- Antimicrobiano, antibacteriano mayor de amplio espectro,*** fungicida,*** antiviral.***
- Tónico, uretónico, neurotónico,*** cardiotónico.**

INDICACIONES:
- Rinofaringitis, sinusitis, otitis, bronquitis.**
- Uretritis, cistitis, vaginitis, cervicitis, salpingitis, parto,*** acnés por estafilococo blanco, eczemas secos y supurantes.
- Orofaringitis, enteritis bacterianas, enteritis virales,*** fatiga cardiaca,* viremias.***

CONTRAINDICACIONES: Desconocidas a dosis normales.

COMENTARIOS: -

TOMILLO
LINALOL

NOMBRE COMÚN: **TOMILLO**

DENOMINACIÓN BOTÁNICA: **TYMUS VULGARIS L.**

FAMILIA: Lamiáceas

PARTE UTILIZADA: Sumidades floridas

CHEMOTYPE: Linalol

PRINCIPALES COMPONENTES QUÍMICOS: Linalol

DOSIS ORIENTATIVAS: 0,3-0,8%.

PROPIEDADES:
- Positivante.
- Antimicrobiano, antibacteriano, fungicida (candida albicans****), viricida, parasiticida y vermífugo (tenia, ascaris, oxiuros).
- Tónico, neurotónico (SNC, bulbo, cerebelo), uterotónico, afrodisíaco.
- Antiespasmódico ligero.

INDICACIONES:
- Estomatitis candidósicas,*** gastritis, enterocolitis: bacterianas (sobre todo estafilocóccicas***), candidósicas,*** virales, colitis parasitarias,** diabetes (ayuda).
- Cisititis candidósicas, pielonefritis estafilocóccicas, tuberculosis renales, prostatitis virales, vaginitis candidósicas, metritis y salpingitis estafilocóccicas.
- Bronquitis, bronconeumonías, pleuresias, tuberculosis.
- Fatiga nerviosa.**
- Reumatismo muscular.
- Psoriasis, verrugas.

CONTRAINDICACIONES: Desconocidas a dosis normales.

COMENTARIOS: -

TOMILLO ROJO
TIMOL

NOMBRE COMÚN: **TOMILLO ROJO**

DENOMINACIÓN BOTÁNICA: **TYMUS VULGARIS L.**

FAMILIA: Lamiáceas

PARTE UTILIZADA: Sumidades floridas

CHEMOTYPE: Timol

PRINCIPALES COMPONENTES QUÍMICOS: Timol, carvacrol, paracimeno

DOSIS ORIENTATIVAS: 0,7-1,8%.

PROPIEDADES:
- Antiinfeccioso mayor de amplio espectro de acción.***
- Tónico general.**

INDICACIONES:
- Patologías infecciosas en cualquier localización.***
- Fatiga general.**

CONTRAINDICACIONES: Uso externo (dermocáustico).

COMENTARIOS: -

TOMILLO
TUJANOL-4

NOMBRE COMÚN: **TOMILLO**

DENOMINACIÓN BOTÁNICA: **TYMUS VULGARIS L.**

FAMILIA: Lamiáceas

PARTE UTILIZADA: Sumidades floridas

CHEMOTYPE: Tujanol-4

PRINCIPALES COMPONENTES QUÍMICOS: Trans+cis–tujanol 4, 4-terpineol

DOSIS ORIENTATIVAS: 0,3-0,8%.

PROPIEDADES:
- Antiinfecioso, bactericida,** (chlamidia***), viricida potente,*** inmunoestimulante (aumenta las Ig A).
- Estimulante hepatocitario
- Aumenta la temperatura (actividad circulatoria).
- Neurotónico, equilibrante (SNC, bulbo raquídeo, cerebelo).
- Hormon-Like, antidiabético.

INDICACIONES:
- Otitis,** sinusitis,* rinitis,** rinofaringitis,** gripes,*** bronquitis,*** alveolitis,* estomatitis,** amigdalitis.**
- Enterocolitis,* diabetes (ayuda), aerofagias,* digestiones lentas, pequeñas insuficiencias hepáticas.***
- Cistitis,* vulvo-vaginitis,*** cervicitis,*** endometritis,* salpingitis, balanitis,** uretritis,* prostatitis,* condilomas venéreos.**
- Dermitis,*** artrosis, tendinitis, temblores nerviosos, astenias.***

CONTRAINDICACIONES: Desconocidas en dosis normales.

COMENTARIOS: -

134

VETIVER

NOMBRE COMÚN: **VETIVER**
DENOMINACIÓN BOTÁNICA: **VETIVERIA ZIZANOIDES S.**
FAMILIA: Poáceas
PARTE UTILIZADA: Raíz
CHEMOTYPE: ———
PRINCIPALES COMPONENTES QUÍMICOS: Vetivenol, vetivenonas
DOSIS ORIENTATIVAS: 2-3%.
PROPIEDADES:
  – Tónico estimulante glandular, circulatorio,*** arterial y venoso.
  – Inmunoestimulante, adenoestimulante.
  – Emenágogo.
INDICACIONES:
  – Insuficiencias pancreáticas, congestiones hepáticas.
  – Coronaritis vascularitis.***
  – Urticarias, infecciones en general.
  – Inmunodepresiones.***
  – Amenorreas, oligomenorreas.
CONTRAINDICACIONES:
COMENTARIOS: -
- -

YLANG - YLANG EXTRA

NOMBRE COMÚN: **YLANG - YLANG EXTRA**
DENOMINACIÓN BOTÁNICA: **CANANGA ODORATA B. HOOK Y THOM. F. GENUINA**
FAMILIA: Anonáceas
PARTE UTILIZADA: Flores
CHEMOTYPE: ———
PRINCIPALES COMPONENTES QUÍMICOS: Linalol, esteres
DOSIS RECOMENDADAS: 1,5-2,5%.
PROPIEDADES:
  – Antiespasmódico, equilibrante.***
  – Tónico sexual.*
  – Antidiabético (complemento del tratamiento médico).*
INDICACIONES:
  – Taquicardia, hipertensión arterial.**
  – Astenia sexual, frigidez.
  – Diabetes.*
CONTRAINDICACIONES: Desconocidas en dosis normales.
COMENTARIOS: -
- -

YLANG - YLANG II Y III

NOMBRE COMÚN: **YLANG - YLANG II Y III**
DENOMINACIÓN BOTÁNICA: **CANANGA ODORATA B. HOOK Y THOM. F. GENUINA**
FAMILIA: Anonáceas
PARTE UTILIZADA: Flores
CHEMOTYPE: ———
PRINCIPALES COMPONENTES QUÍMICOS: Sesquiterpenos, esteres
DOSIS RECOMENDADAS: 1,5-2,5%.
PROPIEDADES:
   – Antiparasitario.***
   – Antiespasmódico.***
   – Antiinflamatorio.**
INDICACIONES:
   – Dermatosis, sarna.**
   – Patologías espasmódicas (abdómen, pelvis).
CONTRAINDICACIONES: Desconocidas en dosis normales.
COMENTARIOS: -

ZANAHORIA

NOMBRE COMÚN: **ZANAHORIA**
DENOMINACIÓN BOTÁNICA: **DAUCUS CAROTA L. VAR. SATIVA**
FAMILIA: Apiáceas
PARTE UTILIZADA: Semillas
CHEMOTYPE: ———
PRINCIPALES COMPONENTES QUÍMICOS: Caratol, sesquiterpenos.
DOSIS ORIENTATIVAS: 1,5%.
PROPIEDADES:
   – Tónico estimulante, neurotónico, hipertensivo.*
   – Depurativo hepato-renal.**
   – Regenerador hepato-celular,*** reduce la tasa de colesterol.
   – Anticoagulante ligero.
INDICACIONES:
   – Pequeñas insuficiencias hepáticas,** abcesos hepáticos (estafilo-
     coccinas).
   – Pequeñas insuficiencias renales, cistitis.*
   – Eccema, herpes, forúnculos, cuperosis.*
   – Hipotensión.
   – Disregulación tiroidea.
   – Neurastenia.*
CONTRAINDICACIONES: Desconocidas en dosis normales.
COMENTARIOS: -

CAPÍTULO 3

AROMATERAPIA HOLÍSTICA

Al borde del siglo xxi, del que todos esperamos tanto, me parece banal que sigamos peleándonos en la eterna disputa de la medicina «oficial» —alopática— contra las medicinas «alternativas» y viceversa. Ni el hombre es una máquina, ni todo lo natural es bueno, ni todos los medicamentos son malos... Seguro que todos, como humanos, somos mejorables y todos cometemos errores. Si aceptamos con humildad nuestras limitaciones, nos será más sencillo reconocer por una parte que el mundo vegetal nos viene auxiliando desde siempre en nuestras enfermedades y por otra que la investigación y experiencia acumuladas durante centurias por la medicina oficial no pueden despreciarse. Hay ocasiones en que una enfermedad puede tratarse desde el enfoque «natural» perfectamente, mientras que desde la alopatía puede ser desastrosa. Pero se ha de reconocer, honestamente, que el estado actual de la medicina permite salvar muchas vidas, cosa que los tratamientos naturales no harían.

Yo propondría que dejásemos aparte los «egos» estúpidos que suelen dominarnos y nos centrásemos en lo que realmente importa: el equilibrio y la salud de la persona. Y llegados a ese punto, en ocasiones necesitaremos un tratamiento médico para recuperar la salud, pero en otras ocasiones superaremos nuestros problemas viendo una película de humor y riendo a rienda suelta. Con ello quisiera recalcar el carácter PLURIDIMENSIONAL del ser humano: para mantener una buena salud no hay nada como SER FELIZ, y vivir plenamente la existencia y disfrutar de las cosas cotidianas.

En nuestra vida deberíamos combinar cuestiones como la alimentación, el ejercicio, el ocio y las relaciones con los demás con las terapias para poder encontrar la salud y no esperar SOLAMENTE resultados de los tratamientos. En efecto, un tratamiento superior aplicado a una persona con pocas ganas de luchar por la vida, de vivir y disfrutar, no será más que un parche. Pero un tratamiento normal o incluso un placebo, en una persona con vitalidad y ganas de vivir, con ilusión, obrará el MILAGRO. Y es que el día que nos creamos realmente lo que somos...

Y los ciudadanos del «Primer Mundo», tan privilegiados en tantas cosas, pagamos un alto tributo por nuestro nivel de vida, sólo hay que ver las enfermedades que campan a sus anchas y el nivel tan alto de depresión y problemas emocionales que sufrimos. Deberíamos intelectualizar menos las cosas, vivir más sencillamente, «soltarnos la melena» más a menudo, bailar, cantar, reír y pensar en otras cosas distintas al dinero y los bienes materiales, trabajar más nuestras emociones y superar nuestros defectos y miserias que nos impiden dar lo mejor que llevamos dentro.

En la parte que toca a los aceites esenciales, podemos utilizar sus propiedades para ayudarnos a superar determinados estados emocionales, a través de cualquiera de los «interfaces» estudiados, aunque suelen ser más efectivos el respiratorio y el cutáneo.

RELACIONES ENTRE LOS ACEITES ESENCIALES Y LOS CHAKRAS

1er. chakra:	vetiver, angélica, ciprés, jazmín, gengibre.
2º »	cedro, salvia sclarea, ciprés, luisa, mirto, pachuli, ylang-ylang.
3º »	manzanilla romana, sándalo Mysore, hinojo, lavanda.
4º »	rosa, canela, naranja, neroli, bergamota.
5º »	cajeput, sándalo, bergamota, árbol del té, manzanilla alemana.
6º »	albahaca, alcanfor, lavanda, jazmín, eucaliptus, romero, limón.
7º »	incienso, mirra.

Direcciones útiles

LABORATORIO APSARA VITAL
C/. Nápoles, 52-54 - Local 3, esc. B   Tel. 93 - 468 32 18
08921 Sta. Coloma de Gramenet   Fax: 93 - 468 09 38

Laboratorio para la aromaterapia:
- Aceites esenciales, aceites vegetales, preparados aromaterapéuticos, bases neutras, vaporizaciones, etc.
- Envases de vidrio y plástico para aromaterapia y terapia floral.
- Cursos, seminarios, libros.
- Servicio de creación y diseño de preparados aromaterapéuticos y cosméticos.

TAO NATURALS
C/. Callís   Tel. 972 - 25 86 30
17488 Cadaqués (Girona)

- Aceites esenciales, aceites vegetales, aparatos de masaje, etc.

LABORATORIOS RADIX
C/. Heraldo de Aragón, 48   Tel. 976 - 32 77 95
50012 Zaragoza   Fax: 976 - 32 77 95

- Productores de aceites esenciales con aval biológico de venta en farmacias.

SARAH MONTGOMERY
Sant Cugat (Barcelona)   Tel. 93 - 675 12 99

- Aromaterapeuta, especialista en masaje corporal.

Bibliografía divulgativa en castellano

BOUHOURS, J. *Aromaterapia*. Lidium. Buenos Aires.

CUNNINGHAM, S. *Aromaterapia mágica*. Edaf. Madrid.

DALLA VIA, G. *Aromaterapia*. Ibis. Barcelona.

DAVIS, P. *Aromaterapia de la A a la Z*. Edaf. Madrid.

FONT QUER, P. *Plantas medicinales*. El Dioscórides renovado. Ed. Labor. Barcelona.

FERRÁNDIZ, V. L. *Osmoterapia*. Ed. Cedel. Barcelona.

GÜMBEL, D. *Aceites esenciales y aromaterapia*. Ed. Oasis. Barcelona.

MAXWELL-HUDSON, C. *Aromaterapia y masaje*. Ediciones B. Barcelona.

PRICE, S. *Aromaterapia*. Acanto. Barcelona.

PRICE, S. *Aromaterapia práctica*. Aldaba Ediciones.

TISSERAND, R. *La curación por los olores*. Martínez Roca. Barcelona.

WILDWOOD, C. *Manual fácil de Aromaterapia casera*. Tikal. Madrid.

Índice

CAPÍTULO 2

CAPÍTULO 3